Veganes Aquafaba Kochbuch

Die leckersten Rezepte mit veganem Aquafaba Eischnee für jeden Anlass

Milena Bachmann

Email: info@edition-lunerion.de
www.edition-lunerion.de

Psiana eCom UG
Berumer Str. 44
26844 Jemgum

Vorwort

Bohnen, Kichererbsen & Co. sind nicht nur bei Veganern eine beliebte und unkomplizierte Zutat: Bohnen kochen, Wasser abgießen – und Stopp! Denn das unscheinbare Kochwasser ist viel zu kostbar, um im Ausguss zu landen, sondern wird ab sofort als Ersatz für Eischnee zum Superstar der veganen Küche. Ob Baiser, Mousse au Chocolat, sämige Saucen oder cremige Mayonnaise: All diese Leckerbissen haben eines gemeinsam und zwar, dass sie ihre unverwechselbare Konsistenz Eiern verdanken. Da bleibt Veganern nichts als Verzicht? Zum Glück nicht! Denn die eher zufällige Entdeckung der einzigartigen Eigenschaften von Bohnen-Kochwasser sorgt dafür, dass Sie auch bei pflanzlicher Ernährung keinerlei Genussabstriche machen müssen. Einfach Hülsenfrüchte aufkochen, das Wasser abgießen, aufschlagen – und schon ist der vegane Eischnee fertig. Auch als Eiklar bzw. Emulgator lässt es sich problemlos verwenden und punktet somit in Saucen, Dips, Gebäckspezialitäten, Suppen, Hauptgerichten und vielem mehr. Von Cashew-Rosenkohlsuppe über Spaghetti Carbonara bis hin zu Macaron, Aioli und Cheese Gnocchi verleiht er den pflanzlichen Varianten in diesem Rezeptbuch die perfekte Konsistenz und ist obendrein im Handumdrehen selbstgemacht. Wie Sie mit dem vielseitig verwendbaren Alleskönner Backen und Kochen auf Pflanzenbasis revolutionieren, das zeigen Ihnen nun die leckeren Rezepte in diesem Buch.

Guten Appetit!

INHALT

Wissenswertes

Der Begriff Aquafaba ist vor allem vielen Veganern sehr geläufig. Wer gerne Kuchen und anderes Gebäck backt, hat von dieser Zutat bestimmt schon gehört. Der Begriff Aquafaba kommt aus dem Lateinischen von „aqua“ (= Wasser) und „faba“ (= Bohnen).

Bei Aquafaba handelt es sich um einen **Eischnee-Ersatz**, den die vegane Küche neu für sich entdeckt hat. Allerdings war diese Zutat schon zu Kriegszeiten bekannt. Auch damals hat man das Bohnenwasser verarbeitet, um auch ohne Eier das Essen zubereiten zu können. Doch erst im Jahr 2014, als ein französischer Koch feststellte, dass Bohnen ein aufschäumbares Einweichwasser besitzen, hat sich die Zutat in vielen Teilen der Welt etabliert.

Aquafaba kann aus verschiedenen Bohnen hergestellt werden. Dabei sollten Sie darauf achten, dass die Bohnen keinen zu starken Eigengeschmack haben, damit diese sich gut zum Backen und Kochen eignen. Viele Menschen verwenden zum Beispiel Kichererbsen aus der Dose, in denen Abtropfwasser enthalten ist.

Was müssen Sie bei der Herstellung beachten? – Das Grundrezept

Ein häufiger Fehler ist der, dass bei der Herstellung zu wenig Stärke und zu wenig Proteine enthalten sind oder dass einfach zu viel Wasser benutzt wurde. Falls das Aquafaba zu viel Wasser enthält, lässt es sich nicht so gut aufschäumen. Deshalb erhalten Sie hier ein einfaches Grundrezept, welches Sie für die Weiterverarbeitung von verschiedenen Speisen verwenden können!

1.Geben Sie 300 g Kichererbsen in einen Topf, bedecken Sie diese mit Wasser und lassen Sie die Kichererbsen 12 Stunden einweichen.
2.Köcheln Sie die Kichererbsen etwa für 60 – 90 Minuten. Zwischendurch immer mal wieder umrühren und, falls nötig, den Topf mit Wasser nachfüllen.
3.Einen weiteren Topf mit einem Sieb in die Spüle stellen und die Kichererbsen abgießen. Das Wasser in dem Topf auffangen.
4.Das Kichererbsenwasser nochmals aufkochen lassen. Es sollten dabei etwa 150 – 200 ml entstehen.
5.Geben Sie das Aquafaba zum Abkühlen in den Kühlschrank und verwenden Sie dieses danach für ein Aquafaba-Rezept Ihrer Wahl.

Wichtige Tipps:

- Kochen Sie das Bohnenwasser immer gut ab, denn rohe Kichererbsen enthalten Phasin, das für Menschen giftig sein kann. Dieser Stoff sorgt dafür, dass die roten Blutkörperchen der Menschen verkleben, was zu starken Magen-Darm-Beschwerden führen kann. Also niemals Aquafaba von ungekochten Kichererbsen verwenden! Richtig zubereitet ist Aquafaba jedoch eine gesunde und kalorienarme Zutat.
- Aquafaba ist im Kühlschrank etwa 1 Woche und im Gefrierfach sogar mehrere Wochen und Monate haltbar. Um das Aquafaba einzufrieren, können Sie Eiswürfelbehälter nehmen. Vor der Verwendung etwa 1 Stunde vorher herausnehmen. Generell sollte Aquafaba vor dem Gebrauch immer gekühlt sein, da sich die kalte Masse besser aufschäumen lässt.
- Jeder kennt es, manchmal ist man auch einfach zu erschöpft, um lange in der Küche zu stehen. Daher gibt es in einigen Onlineshops auch Aquafaba-Pulver zu kaufen.
- Achten Sie darauf, dass in den Schüsseln keine Ölrückstände mehr zu finden sind. Denn schon die kleinsten Rückstände können dazu führen, dass die Flüssigkeit nicht richtig aufschäumt. Außerdem sollte die Temperatur im Ofen nicht zu hoch sein, da der Eischnee-Ersatz sehr hitzeempfindlich ist und zerlaufen kann. Wir empfehlen eine Höchsttemperatur von 115 °C.

Wie schlage ich Aquafaba richtig auf?

Aquafaba aufschlagen ist relativ simpel. Füllen Sie die Flüssigkeit in eine hohe Rührschüssel oder ein anderes hohes Gefäß und schlagen Sie die Masse mit einem Handrührgerät auf höchster Stufe für etwa 5 – 8 Minuten auf, je nachdem, welche eine Konsistenz gewünscht ist. Wichtig ist nur, dass vor dem Aufschlagen kein Öl bzw. keine Ölrückstände in der Schüssel zu finden sind.

Nährwerte & Nährstoffe

Bevor das Aquafaba in der veganen Küche so beliebt wurde, galt das Kochwasser von Bohnen als Abfallprodukt. Da Aquafaba noch nicht so lange bekannt ist, gibt es wenige Informationen zu den Nährwerten. Doch mittlerweile beschäftigt sich auch die Wissenschaft mit dieser Zutat.

Etwa 100 ml Aquafaba enthalten:

- 20 kcal
- 2,9 g Kohlenhydrate
- 0,2 g Fett
- 1 g Eiweiß
- ca. 95 % Wasser
- Saphonine = Pflanzenstoffe (werden mit Wasser aufgelöst und sind für die schaumige Konsistenz verantwortlich)

Für welche Lebensmittel eignet sich Aquafaba?

• **Macarons & Baisers:** Für diese beliebten Gebäcksorten das Aquafaba mit Backpulver, Zitronensaft und (Vanille -) Zucker aufschlagen.

• **Mayonnaise:** Aquafaba mit Olivenöl, Apfelessig, Zitronensaft und Salz herstellen und schon hat man einen leckeren Dip für die Pommes.

• **Butter:** Oliven- und /oder Kokosnussöl mit Salz, Apfelessig und Aquafaba vermengen, um einen köstlichen Brotaufstrich herstellen zu können.

• **Kuchen & viele weitere Desserts:** Wenn Sie das Aquafaba aufschlagen, können Sie zahlreiche Kuchen oder auch Mousse au Chocolat damit kreieren.

• **Milchschaum-Ersatz:** Aufgeschlagenes Aquafaba eignet sich auch hervorragend als Milchschaum-Ersatz, wie zum Beispiel für den Cappuccino.

• **Cocktails:** Statt Eiweiß kann man für viele Cocktailrezepte auch Aquafaba verwenden. Somit können auch Menschen, die allergisch auf Eier reagieren, und auch Veganer klassische Cocktails genießen.

• Soßen: Aquafaba ist auch sehr praktisch, um Soßen anzudicken, damit diese eine cremige Konsistenz bekommen.

Frühstück

PANCAKES MIT ZIMT & ZUCKER

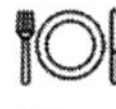
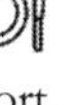
4 Port.

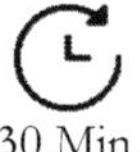
30 Min.

Leicht

Zutaten

65 g Weizen-Dinkelmehl
¾ TL Backpulver
120 ml Hafermilch
1 EL Zucker
2 EL Aquafaba
1 TL Apfelessig
1 EL Sonnenblumenöl
2 Prisen Natron
1 Prise Salz
Vegane Butter (zum Backen in der Pfanne)
Zimt & Zucker (zum Bestreuen)

Nährwerte p. P.

189 kcal
25 g Kohlenhydrate
2 g Eiweiß
8 g Fett

1 Mehl, Backpulver und Natron in eine Teigschüssel sieben und in einer separaten Schüssel die Hafermilch mit dem Essig vermengen.

2 Schlagen Sie das Aquafaba in einer Schüssel schaumig, den Zucker dazugeben und weiter aufschlagen.

3 Die Hafermilch-Mischung und das Aquafaba mit in die Teigschüssel geben, das Sonnenblumenöl und das Salz dazugeben und alles gut miteinander verrühren.

4 Schmelzen Sie die vegane Butter in einer Pfanne und geben Sie jeweils immer eine kleine Suppenkelle mit Teig hinein. Die Pancakes von beiden Seiten jeweils 3 – 5 Minuten backen.

5 Die Pancakes auf Tellern servieren und mit Zimt und Zucker bestreuen.

Tipp: Damit die Pancakes mit dem Aquafaba gut gelingen und schön fluffig werden, sollten diese nicht zu groß werden.

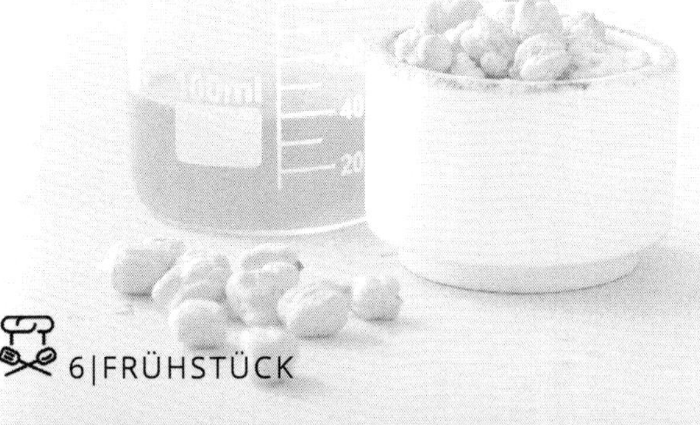

ARME RITTER

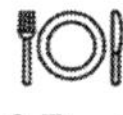
3 Port.

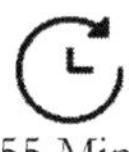
55 Min.

Mittel

Zutaten

6 Scheiben Toastbrot
60 ml Aquafaba
90 ml Sojamilch
2 EL Cashewkerne
1 TL Agavendicksaft
3 EL Erdbeermarmelade
1 Prise Salz
Vegane Butter (zum Backen)

Nährwerte p. P.

37 kcal
37 g Kohlenhydrate
10 g Eiweiß
9 g Fett

1 Cashewkerne mit Aquafaba, Sojamilch, Agavendicksaft und Salz in einem Standmixer pürieren, 30 Minuten ruhen lassen und nochmals pürieren. Währenddessen 3 Toastbrote mit Marmelade bestreichen und mit den anderen Toasts wie Sandwiches zusammenklappen. Jede Toastbrot-Seite sollten Sie für 30 Sekunden in die Aquafaba-Masse legen.

2 Erhitzen Sie die Butter in einer Pfanne und backen Sie die Brote von jeder Seite für etwa 3 – 5 Minuten.

3 Die Toasts diagonal halbieren und sofort genießen.

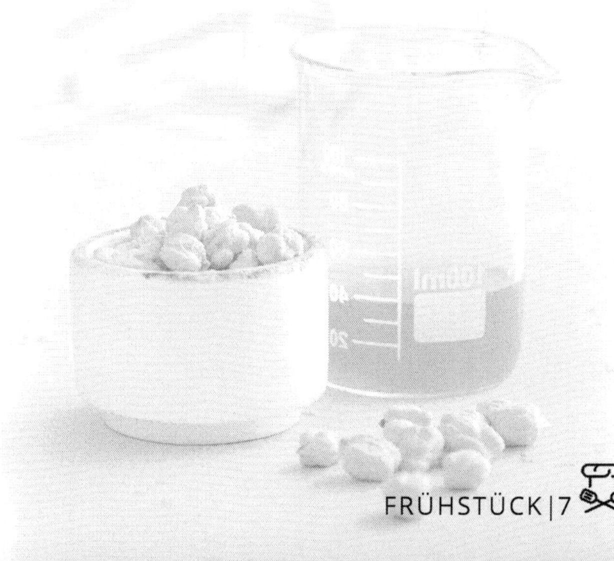

FRENCH-TOAST-AUFLAUF

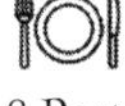 8 Port.

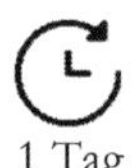 1 Tag

 Mittel

Zutaten

10 Scheiben Toastbrot
1 reife Banane
60 ml Ahornsirup
180 ml Mandelmilch
120 ml Aquafaba
1 TL Vanillepulver
1 TL gemahlener Zimt
200 g Beeren

Nährwerte p. P.

347 kcal
61 g Kohlenhydrate
5 g Eiweiß
18 g Fett

1 Zerdrücken Sie die Banane in einer kleinen Schüssel, mit dem Ahornsirup vermengen und beiseitestellen.

2 Das Aquafaba in eine Rührschüssel füllen und mit einem Handmixer etwa 5 Minuten aufschlagen. Bananen-Masse, Mandelmilch, Vanillepulver und Zimt zu dem aufgeschlagenen Aquafaba geben und gründlich vermengen.

3 Fetten Sie eine Auflaufform ein und zerreißen Sie das Brot in grobe Stücke. Diese zusammen mit den Beeren in der Auflaufform verteilen und die Aquafaba-Masse darübergießen. Die Auflaufform über Nacht im Kühlschrank stehen lassen.

4 Am nächsten Morgen den Ofen auf 180 °C Umluft vorheizen und den French-Toast-Auflauf für 50 Minuten backen lassen.

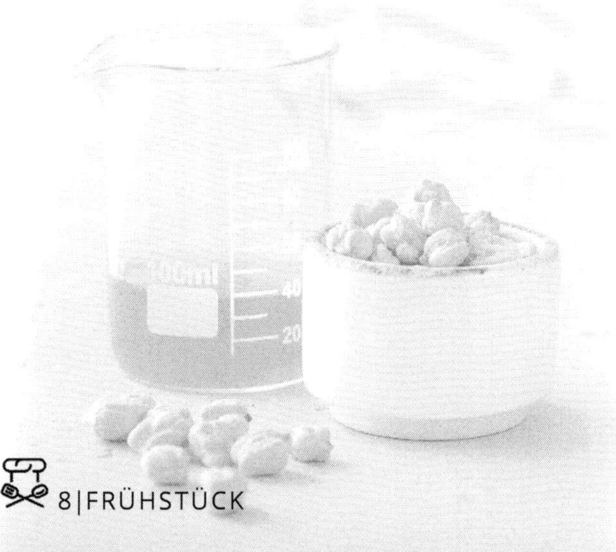

OMELETT MIT CHAMPIGNONS

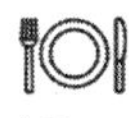
1 Port.

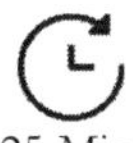
25 Min.

Leicht

Zutaten

100 g Kichererbsenmehl
70 ml Aquafaba
75 ml Hafermilch
1 ½ EL Sonnenblumenöl
1 EL Apfelessig
½ TL Kala Namak
½ TL Natron
50 g Champignons, in Scheiben geschnitten
2 Lauchzwiebeln, in feine Stücke gehackt
Vegane Butter (zum Braten)
Salz, Pfeffer

Nährwerte p. P.

449 kcal
39 g Kohlenhydrate
15 g Eiweiß
23 g Fett

1 Schlagen Sie das Aquafaba für etwa 5 Minuten auf.

2 Kichererbsenmehl, Hafermilch, Apfelessig, Kala Namak und Natron in einer Rührschüssel zu einem Teig verrühren, sodass keine Klümpchen mehr vorhanden sind. Heben Sie das Aquafaba unter und schmecken Sie den Teig mit Salz und Pfeffer ab.

3 Sonnenblumenöl in einer Pfanne erhitzen und das Omelett von beiden Seiten goldbraun backen. Eine weitere Pfanne mit Butter erhitzen und die Champignons sowie die Lauchzwiebeln etwa 5 – 8 Minuten, bei mittlerer Hitze, anbraten. Mit Salz und Pfeffer abschmecken.

4 Servieren Sie das Omelett auf einem flachen Teller und belegen Sie es mit den gebratenen Champignons.

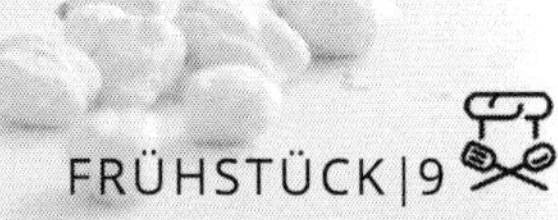

SCHOKOMÜRBCHEN

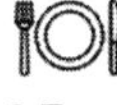  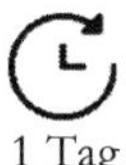 

8 Port. 1 Tag Mittel

Zutaten

500 g Weizen-Dinkelmehl
20 g frische Hefe
250 ml lauwarme Hafermilch
2 EL Cashewmus +
2 EL Wasser
3 EL Ahornsirup
200 g vegane Schokodrops
2 - 3 EL Aquafaba

Nährwerte p. P.

409 kcal
59 g Kohlenhydrate
10 g Eiweiß
14 g Fett

1 Am Vorabend die Hefe mit der lauwarmen Hafermilch und dem Ahornsirup in einer Rührschüssel vermengen und 10 Minuten stehen lassen. Das Mehl dazugeben und so lange verrühren, bis keine Klümpchen mehr da sind. Den Teig über Nacht ruhen lassen.

2 Am nächsten Morgen verrühren Sie das Cashewmus mit dem Wasser und vermengen dies mit dem Teig. Mit den Händen gründlich durchkneten und den Teig nochmals für 30 Minuten gehen lassen.

3 Heizen Sie den Backofen auf 185 °C Umluft vor und stellen Sie ein Blech mit Backpapier bereit.

4 Vermengen Sie die Schokodrops im Teig und verrühren Sie alles gründlich. Formen Sie aus dem Teig 8 Brötchen und bestreichen Sie diese großzügig mit Aquafaba.

5 Die Brötchen auf das Blech legen und 25 Minuten backen lassen. Herausholen und gut abkühlen lassen.

BRIOCHE

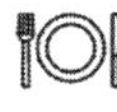
10 – 12
(1 Brot)

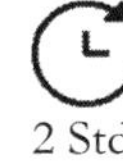
2 Std.
20 Min.

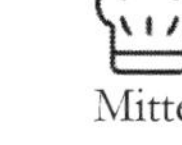
Mittel

Zutaten

550 g Dinkelmehl
½ Päckchen frische Hefe
300 ml lauwarme Sojamilch
50 g Rohrzucker
2 EL Olivenöl
3 EL Aquafaba
1 Prise Kurkuma

Nährwerte p. P.

339 kcal
50 g Kohlenhydrate
8 g Eiweiß
13 g Fett

1 Verrühren Sie die lauwarme Sojamilch mit der Hefe und dem Rohrzucker in einer Teigschüssel, bis sich die Hefe aufgelöst hat.

2 Geben Sie Mehl und Kurkuma dazu und verrühren Sie die Masse mit einem Handrührgerät zu einem Teig. Olivenöl hinzufügen und nochmals 5 Minuten mit der Hand kneten. Den Teig mit einem sauberen Geschirrtuch bedecken und für 1 Stunde gehen lassen.

3 Heizen Sie den Backofen auf 180 °C Umluft vor.

4 Den Teig in 4 gleich große Stücke teilen und aus jedem Stück eine Rolle formen. Flechten Sie diese 4 Rollen zu einem Zopf und legen Sie diesen in eine Kastenform. Den Teig nochmals für 30 Minuten gehen lassen.

5 Bestreichen Sie den Zopf mit Aquafaba und lassen Sie das Brot für 30 Minuten im Backofen backen, bis dieses goldbraun ist.

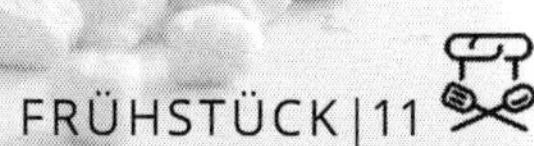

SCHNELLE SCHOKOCROISSANTS

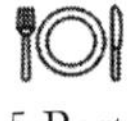 5 Port. 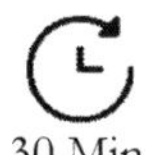 30 Min.  Leicht

Zutaten

1 fertiger Blätterteig
150 g vegane Schokolade
3 EL Aquafaba

Nährwerte p. P.

202 kcal
23 g Kohlenhydrate
4 g Eiweiß
10 g Fett

1 Den Backofen auf 200 °C Ober-/Unterhitze vorheizen.

2 Rollen Sie den fertigen Blätterteig aus und schneiden Sie diesen in 5 große längliche Dreiecke. Schokostückchen an dem breiten Rand auslegen und von der länglichen Seite hin zu der dünnen Seite zusammenklappen.

3 Jedes Croissants mit Aquafaba bestreichen, auf ein Blech mit Backpapier legen und für 20 Minuten knusprig goldbraun backen lassen.

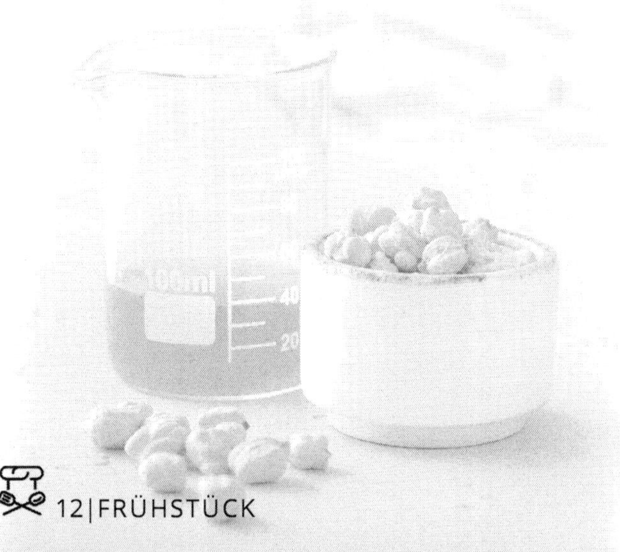

HAFERFLOCKEN-KARDAMOM-PFANNKUCHEN

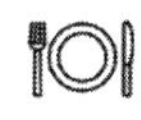 8 Port.
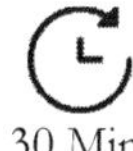 30 Min.
 Leicht

Zutaten

110 g Haferflocken
120 ml Hafermilch
1 ½ TL Backpulver
1 TL Apfelessig
50 ml Aquafaba
1 reife Banane
2 EL gekochte Kichererbsen
Ein paar Kardamomsamen
Öl zum Backen

Nährwerte p. P.

114 kcal
14 g Kohlenhydrate
2 g Eiweiß
5 g Fett

1 Die Kardamomsamen in einem Mörser mit einem Stößel zu einem feinen Pulver zerstoßen.

2 Geben Sie alle Zutaten (außer Essig, Backpulver und Öl) in einen Standmixer und pürieren Sie es zu einem glatten Teig. Diesen 15 Minuten gehen lassen. Währenddessen Backpulver und Apfelessig in eine separate Schüssel geben und ein paar Minuten einwirken lassen. Danach die Mischung mit in den Teig rühren.

3 Erhitzen Sie Öl in einer Pfanne und gießen Sie mit einer Kelle den Teig hinein. Jeden Pfannkuchen von beiden Seiten etwa 3 – 5 Minuten backen.

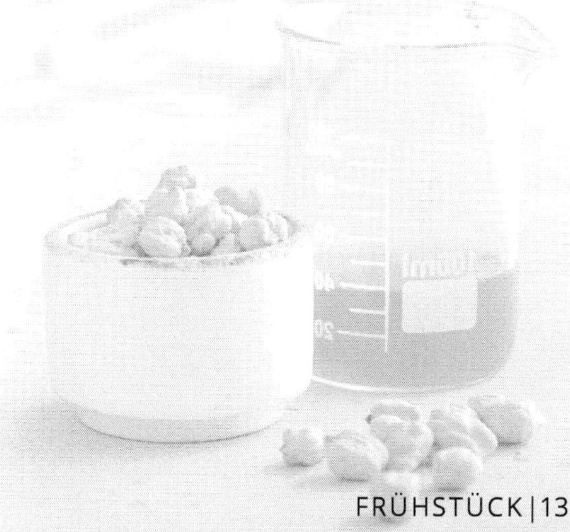

Salate

ITALY BOWL

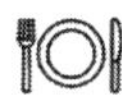
1 Port.

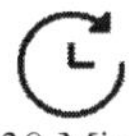
30 Min.

Leicht

Zutaten

50 g Farfalle (Schmetterlingsnudeln)
2 Handvoll gemischte Salatblätter
1 kleine Zucchini, in Scheiben geschnitten
50 g halbierte Kirschtomaten
½ Block veganer Feta, in Würfel geschnitten
1 EL Olivenöl
1 TL Thymian
1 gepresste Knoblauchzehe

Für das italienische Dressing:
50 ml Aquafaba
2 EL Olivenöl
2 EL veganer Sojajoghurt (zuckerfrei)
1 EL Hefeflocken
1 EL Weißweinessig
1 TL frischer Zitronensaft
2 EL gemischte Kräuter (Oregano, Thymian, Basilikum)
Meersalz, gemahlener Pfeffer

Nährwerte p. P.

347 kcal
27 g Kohlenhydrate
4 g Eiweiß
24 g Fett

1 Heizen Sie den Backofen auf 180 °C Umluft vor.

2 Zucchinischeiben und Tomaten in eine Auflaufform legen, mit Olivenöl beträufeln und mit Thymian und Knoblauch würzen. Das Gemüse für etwa 20 Minuten backen lassen. Währenddessen die Nudeln nach Packungsanweisung kochen.

3 Verteilen Sie den Salat in einer Bowl-Schale und legen Sie nebeneinander die Farfalle, das Ofengemüse und die veganen Fetawürfel.

4 Für das Dressing alle Zutaten in einer kleinen Schale vermengen und über die Bowl gießen.

Tipp: Die Bowl können Sie sowohl warm als auch kalt genießen. Besonders gut schmeckt die Bowl, wenn Sie diese für 1 – 2 Stunden in den Kühlschrank stellen. So kann das Dressing gut ziehen und seinen Geschmack entfalten.

AMERICAN BOWL MIT RANCH-DRESSING

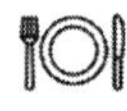 1 Port.
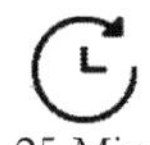 25 Min.
 Leicht

Zutaten

1 Avocado, geschält und in Scheiben geschnitten
2 Handvoll gemischte Salatblätter
5 Essiggurken, in Scheiben geschnitten
2 Handvoll Tortilla-Chips
1 Handvoll veganer Reibekäse
1 Handvoll Pinienkerne
Meersalz, Pfeffer

Für das Dressing:
50 ml Aquafaba
1 EL Senf
1 TL Zwiebelpulver
1 TL Knoblauchpulver
3 EL Sonnenblumenöl
1 EL Dill

Nährwerte p. P.

648 kcal
30 g Kohlenhydrate
16 g Eiweiß
50 g Fett

1 Den Ofen auf 180 °C Umluft vorheizen, die Tortilla-Chips in eine Auflaufform legen und mit Käse bestreuen. Diese etwa 10 – 15 Minuten backen, bis der Käse geschmolzen ist. Währenddessen eine Bowl-Schale mit Salat befüllen, die Avocadoscheiben mit Salz und Pfeffer würzen und mit in die Bowl-Schale legen. Die Essiggurken danebenlegen. Alles so zurechtlegen, dass noch Platz für die Tortilla-Chips ist.

2 Für das Dressing alle Zutaten in einer kleinen Schale vermengen und über den Salat gießen. Abschließend mit Pinienkernen bestreuen. Tortilla-Chips mit dem geschmolzenen Käse aus dem Ofen holen und in die Bowl-Schale neben den Salat legen. Am besten sofort genießen!

BUNTE SOMMER-BOWL MIT LIMONENDRESSING

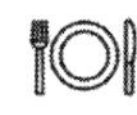
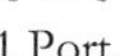
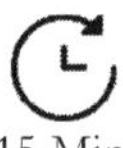

1 Port. 15 Min. Leicht

Zutaten

2 Handvoll gemischte Salatblätter
Jeweils 1 rote, orange und gelbe Paprika, in Würfel geschnitten
2 Stangen Sellerie, in Würfel geschnitten
½ Dose Kichererbsen
1 Handvoll Rotkohl, in Streifen geschnitten
1 rote Zwiebel, in Streifen geschnitten
2 EL frische Minze

Für das Dressing:
50 ml Aquafaba
2 EL frischer Limonensaft
1 TL Tahini
Meersalz, Pfeffer

Nährwerte p. P.

276 kcal
29 g Kohlenhydrate
7 g Eiweiß
4 g Fett

1 Richten Sie alle Zutaten für den Salat (außer die Minze) in einer Bowl-Schale an, indem Sie die verschiedenen Zutaten nebeneinanderlegen.

2 Alle Zutaten für das Dressing in einer kleinen Schale vermengen und über die Bowl gießen. Toppen Sie die Sommer-Bowl mit frischer Minze.

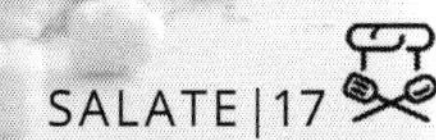

VEGANER CAESAR-SALAT

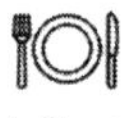
1 Port.

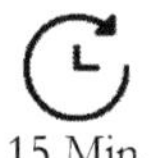
15 Min.

Leicht

Zutaten

2 Handvoll Romana-Salat
5 - 6 halbierte Kirschtomaten
¼ Salatgurke, in Würfel geschnitten
1 rote Zwiebel, in Würfel geschnitten
1 Handvoll vegane Croûtons
½ Packung vegane Seitanstreifen
1 EL Olivenöl

Für das Dressing:
50 ml Aquafaba
2 EL Olivenöl
1 EL Zitronensaft
1 gepresste Knoblauchzehe
1 EL Hefeflocken
1 EL vegane Worcestershire-Soße

Nährwerte p. P.

410 kcal
9 g Kohlenhydrate
5 g Eiweiß
12 g Fett

1 Richten Sie den Romana-Salat, die Kirschtomaten, die Gurken- und die Zwiebelwürfel in einer Bowl-Schale an.

2 Erhitzen Sie Olivenöl in einer Pfanne und braten Sie die Seitanstreifen etwa 5 – 7 Minuten an, bis diese knusprig sind.

3 Alle Zutaten für das Dressing in einer kleinen Schale vermengen und über den Salat gießen. Toppen Sie den Salat mit Croûtons und Seitanstreifen.

Suppen

Wenn Sie Eintöpfe und Suppen gerne cremig und sämig mögen, können Sie die Flüssigkeiten teilweise durch Aquafaba austauschen. Somit schmeckt die Suppe würziger und sie bekommt eine dickere Konsistenz.

FRÜHLINGSSUPPE MIT BLUMEN

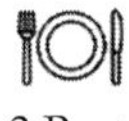
2 Port.

30 Min.

Leicht

Zutaten

4 Möhren, geschält und in Stücke geschnitten
2 mehligkochende Kartoffeln, geschält und in Stücke geschnitten
½ gelbe Paprikaschote, in Stücke geschnitten
1 zerdrückte Knoblauchzehe
300 ml Gemüsebrühe
25 ml Orangensaft
25 ml Aquafaba
50 ml Kokosmilch
1 EL Olivenöl
1 EL gehackte Petersilie
1 Handvoll essbare Blumen (z. B. Bio-Gänseblümchen)
1 Msp. Muskatnuss
Salz, Pfeffer

Nährwerte p. P.

240 kcal
35 g Kohlenhydrate
6 g Eiweiß
6 g Fett

1 Olivenöl in einem großen Topf erhitzen, Knoblauch, Paprika und Möhren scharf anbraten, Kartoffeln dazugeben und mit der Gemüsebrühe und dem Orangensaft ablöschen. Lassen Sie das Ganze für etwa 10 Minuten köcheln.

2 Die Masse mit einem Pürierstab pürieren und mit Kokosmilch und Aquafaba verfeinern. Rühren Sie die Suppe gut um und lassen Sie diese nochmals für 5 Minuten köcheln.

3 Die Suppe mit Salz, Pfeffer und Muskatnuss abschmecken, auf tiefen Tellern oder in Suppentassen servieren und diese mit Petersilie und essbaren Blüten toppen.

CREMIGE TOMATEN-KÜRBISSUPPE

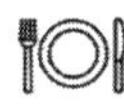
2 Port.

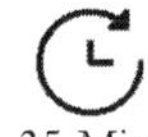
35 Min.

Leicht

Zutaten

350 g Butternut-Kürbis, geschält und in Stücke geschnitten
250 g Tomaten, in Stücke geschnitten
1 kleine, fein gehackte rote Zwiebel
1 zerdrückte Knoblauchzehe
350 ml Gemüsebrühe
25 ml Aquafaba
2 EL Olivenöl
2 Scheiben Toastbrot
2 EL fein gehackte Petersilie
Salz, Pfeffer

Nährwerte p. P.

282 kcal
27 g Kohlenhydrate
7 g Eiweiß
16 g Fett

1 Erhitzen Sie 1 EL Olivenöl in einem großen Topf, Zwiebeln und Knoblauch scharf anbraten, Tomaten und Kürbis dazugeben und mit der Gemüsebrühe ablöschen. Lassen Sie das Ganze etwa 15 Minuten köcheln.

2 Pürieren Sie die Masse mit einem Pürierstab und verfeinern Sie die Suppe mit Aquafaba. Die Suppe nochmals 5 Minuten köcheln lassen und mit Salz und Pfeffer abschmecken. Währenddessen 1 EL Olivenöl in einer Pfanne erhitzen, das Toastbrot in kleine Würfel schneiden und in der Pfanne knusprig zu Croûtons braten.

3 Servieren Sie die Suppe in Schalen und toppen Sie diese mit Petersilie und Croûtons.

LAUCHSUPPE MIT KLÖẞCHEN

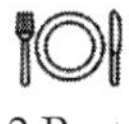
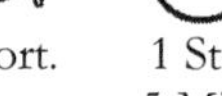
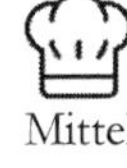

2 Port. 1 Std. 5 Min. Mittel

Zutaten

½ Stange Lauch, in Röllchen geschnitten
100 g Knollensellerie
300 ml Gemüsebrühe
50 ml Aquafaba
1 EL Olivenöl
2 EL frisch gehackte Petersilie
2 EL frisch gehackter Schnittlauch
Salz, Pfeffer

Für die Klößchen:
50 g Hartweizengrieß
1 EL Speisestärke
½ TL Kräutersalz
1 Prise Muskatnuss
500 ml Gemüsebrühe

Nährwerte p. P.

309 kcal
33 g Kohlenhydrate
8 g Eiweiß
16 g Fett

1 Für die Suppe Olivenöl in einem großen Topf erhitzen, Lauch und Sellerie anbraten und mit der Gemüsebrühe ablöschen. Das Ganze etwa 15 Minuten köcheln lassen und mit einem Pürierstab pürieren. Verfeinern Sie die Suppe mit Aquafaba und lassen Sie diese nochmals bei geringer Hitze auf dem Herd köcheln. Mit Salz und Pfeffer abschmecken.

2 Währenddessen die Klößchen zubereiten. Dafür 200 ml von der Gemüsebrühe mit Kräutersalz und Muskatnuss erhitzen und das Hartweizengrieß unterrühren. Lassen Sie alles für etwa 30 Minuten stehen und rühren Sie die Speisestärke unter. Formen Sie Klößchen aus der Masse, erhitzen Sie die restliche Gemüsebrühe und garen Sie die Klöße etwa 10 Minuten in der Brühe.

3 Servieren Sie die Lauchsuppe auf tiefen Tellern und toppen Sie diese mit den Grießklößchen sowie mit Petersilie und Schnittlauch.

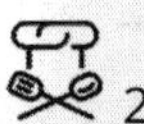

CASHEW-ROSENKOHLSUPPE

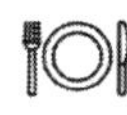 2 Port. 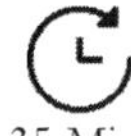 35 Min.  Leicht

Zutaten

120 g Cashewkerne (über Nacht im Wasser einweichen lassen)
300 g Rosenkohl
450 ml Gemüsebrühe
50 ml Aquafaba
2 EL Zitronensaft
1 Handvoll Datteln (ohne Stein)
2 EL Cashewkerne
2 EL frisch gehackte Petersilie
Himalayasalz, Pfeffer

Nährwerte p. P.

451 kcal
32 g Kohlenhydrate
19 g Eiweiß
27 g Fett

1 Die eingeweichten Cashewkerne in einem Standmixer cremig pürieren.

2 Kochen Sie den Rosenkohl für 15 Minuten in einem großen Topf mit Gemüsebrühe, alles abgießen und ein paar Röschen zur Seite legen.

3 Rosenkohl, Datteln, etwa 200 ml Wasser und Cashewcreme mit einem Pürierstab im Topf cremig pürieren, mit Aquafaba verfeinern und die Suppe aufkochen lassen. Verfeinern Sie die Suppe mit Zitronensaft, Petersilie, Himalayasalz und Pfeffer.

4 Die Suppe auf tiefen Tellern servieren und mit Rosenkohlröschen und Cashewkernen toppen.

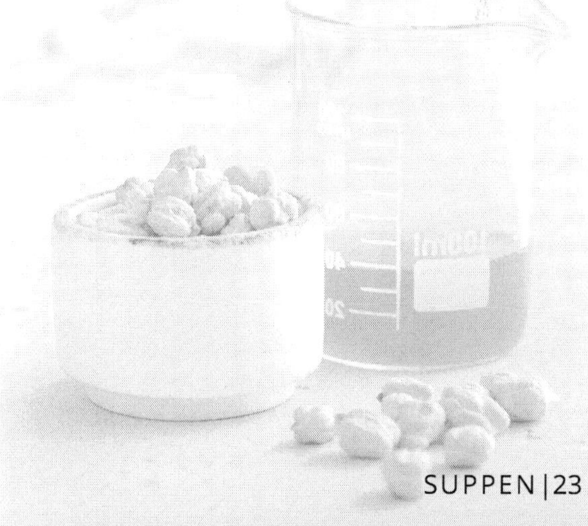

ROSTED PAPRIKASUPPE MIT KNOBLAUCHBROT

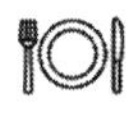
2 Port.

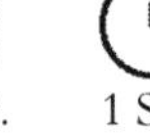
1 Std. 5 Min.

Mittel

Zutaten

3 rote Paprika, in Stücke geschnitten
1 Schalotte, in Röllchen geschnitten
1 zerdrückte Knoblauchzehe
450 ml Gemüsebrühe
50 ml Aquafaba
2 EL Olivenöl
1 TL Balsamicoessig
2 EL fein gehackter Thymian
Salz, Pfeffer

Für das Knoblauchbrot:
2 Scheiben Bauernbrot
1 Knoblauchknolle
4 EL Olivenöl
Meersalz

Nährwerte p. P.

474 kcal
36 g Kohlenhydrate
8 g Eiweiß
30 g Fett

1 Die Paprikastücke für etwa 10 Minuten im Ofen, auf der obersten Schiene, rösten.

2 Für das Knoblauchbrot halbieren Sie die Knoblauchknolle quer, bestreichen diese mit Olivenöl und bestreuen sie mit Meersalz. Diese ebenfalls im Ofen bei 170 °C Umluft auf der mittleren Schiene für 30 Minuten rösten.

3 Paprika herausholen, die Haut entfernen und einen großen Topf mit Olivenöl erhitzen. Paprika, Knoblauch und Schalotten anbraten. Alles mit Gemüsebrühe und Aquafaba ablöschen und 20 Minuten köcheln lassen. Pürieren Sie die Suppe mit einem Pürierstab und verfeinern Sie diese mit Balsamicoessig, Salz und Pfeffer.

4 Knoblauchknolle aus dem Backofen holen, die Zehen häuten, das Brot mit Olivenöl in der Pfanne rösten und dieses mit Knoblauch bestreichen.

5 Die geröstete Paprikasuppe in Schalen anrichten, mit Thymian garnieren und mit dem Knoblauchbrot servieren.

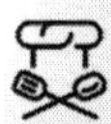

Hauptgerichte

VEGANE SPÄTZLE MIT GEMÜSESOẞE

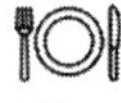
2 Port.

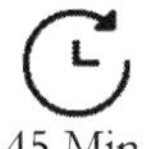
45 Min.

Schwer

Zutaten

Für die Spätzle:
175 g Grieß (fein)
50 g Dinkelmehl
120 g Aquafaba
60 ml Sonnenblumenöl
5 - 6 EL Sojamilch (ungesüßt)
1 TL Meersalz

Für die Soße:
1 Dose Tomaten
½ Dose Kichererbsen
½ Brokkolikopf, in Röschen geteilt
1 Möhre, geschält und in Scheiben geschnitten
2 - 3 Frühlingszwiebeln, in Ringe geschnitten
2 EL Olivenöl
1 EL Sojasauce
250 ml Gemüsebrühe
1 TL Paprikapulver

Nährwerte p. P.

338 kcal
46 g Kohlenhydrate
10 g Eiweiß
10 g Fett

1 Zuerst die Spätzle zubereiten. Dafür alle Zutaten (außer das Salz) in eine Rührschüssel geben, zu einer glatten Masse verrühren und den Teig fest werden lassen.

2 Salz in einem Topf mit Wasser erhitzen und den Teig in ganz feine Streifen schneiden. Die Streifen in das kochende Wasser geben. Sobald diese oben schwimmen, sind sie gar. Schöpfen Sie die Spätzle mit einer Schaumkelle heraus.

3 Während die Spätzle kochen, bereiten Sie die Soße zu. Erhitzen Sie Olivenöl in einer Pfanne und braten Sie die Lauchzwiebeln scharf an. Brokkoli und Möhren dazugeben, mit Gemüsebrühe ablöschen und etwa 5 Minuten köcheln lassen. Kichererbsen und Dosentomaten dazugeben, gut verrühren und mit Sojasauce und Paprikapulver abschmecken. Alles nochmals für 5 Minuten köcheln lassen.

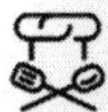

AUBERGINEN-SCHNITZEL MIT SESAMKRUSTE

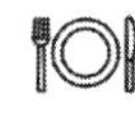
2 Port.

15 Min.

Leicht

Zutaten

1 Aubergine, in dünne Scheiben geschnitten
3 EL Mehl
2 EL Sesam
Kokosöl
4 EL Aquafaba
Salz, Pfeffer, Chiliflocken

Nährwerte p. P.

205 kcal
19 g Kohlenhydrate
8 g Eiweiß
7 g Fett

1 Bereiten Sie 3 Teller vor. Auf einen Teller geben Sie das Mehl, auf den zweiten das Aquafaba und auf den dritten Teller geben Sie den Sesam. Wälzen Sie die Aubergine erst im Aquafaba, dann im Mehl und anschließend im Sesam.

2 Kokosöl in einer Pfanne erhitzen und die Auberginenscheiben von beiden Seiten jeweils 5 Minuten knusprig braten. Mit Salz, Pfeffer und Chiliflocken bestreuen.

Tipp: Servieren Sie das Schnitzel zum Beispiel mit Couscoussalat.

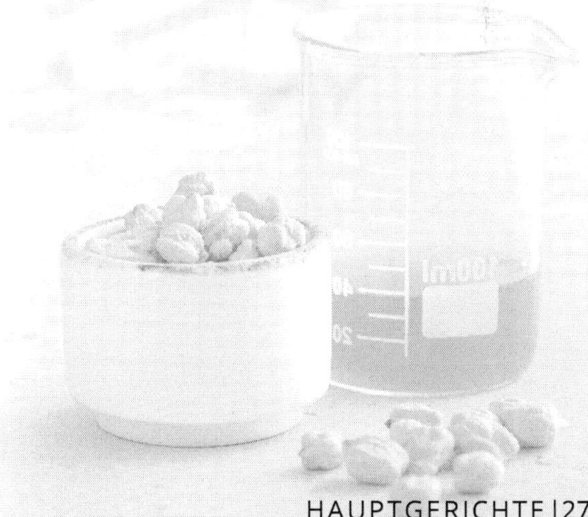

KICHERERBSEN-PASTA

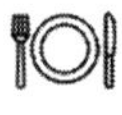
2 Port.

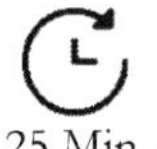
25 Min.

Leicht

Zutaten

125 g Fusilli
1 Dose Kichererbsen (Wasser nicht abschütten)
1 zerdrückte Knoblauchzehe
1 fein gehackte Zwiebel
200 ml Gemüsebrühe
2 EL Tomatenmark
2 EL Olivenöl
2 EL italienische Kräuter

Nährwerte p. P.

352 kcal
48 g Kohlenhydrate
20 g Eiweiß
6 g Fett

1 Die Fusilli nach Packungsanweisung kochen.

2 Olivenöl in einer Pfanne erhitzen und den Knoblauch und die Zwiebeln scharf anbraten. Mit Gemüsebrühe ablöschen und Tomatenmark unterrühren. Geben Sie die Kichererbsen mit dem Kichererbsenwasser (Aquafaba) in die Pfanne und pürieren Sie die Masse mit einem Pürierstab, damit die Soße cremig wird.

3 Die Nudeln abschütten, in der Soße verrühren und mit Kräutern verfeinern.

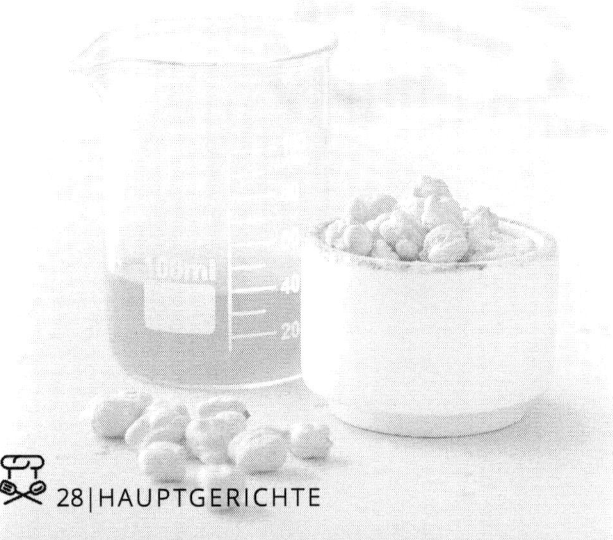

GEFÜLLTER WIRSING MIT ZITRONENSOẞE

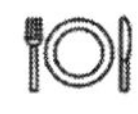
2 Port.

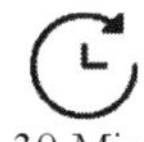
30 Min.

Mittel

Zutaten

4 Wirsingblätter
200 g veganer Frischkäse
1 TL Meerrettich, aus dem Glas
100 g Mehl
100 ml Semmelbrösel
100 ml Sojamilch
150 ml Sonnenblumenöl (zum Ausbacken)
Meersalz

Für die Soße:
100 ml Aquafaba
2 EL Zitronensaft
1 Prise Kurkuma
½ TL Zucker

Nährwerte p. P.

391 kcal
29 g Kohlenhydrate
8 g Eiweiß
26 g Fett

1 Halbieren Sie die Wirsingblätter entlang des Strunks und blanchieren Sie diese im Salzwasser. Mit kaltem Wasser abschrecken und auf einem Küchenpapier gut abtropfen lassen.

2 Veganer Frischkäse, Meerrettich und Salz miteinander verrühren. Bestreichen Sie je drei Wirsingblätter mit dem Frischkäse und schichten Sie diese übereinander.

3 Bereiten Sie drei Schalen vor: eine mit Mehl, eine mit Sojamilch und eine mit Semmelbröseln. Wenden Sie die Schnitzel im Mehl, dann in der Sojamilch und am Ende in den Semmelbröseln.

4 Erhitzen Sie Sonnenblumenöl in einer Pfanne und backen Sie die Schnitzel bei mittlerer Hitze goldbraun. Halten Sie die Schnitzel warm und bereiten Sie die Soße vor. Dafür das Aquafaba mit einem Pürierstab aufschäumen und mit Zitronensaft, Kurkuma und Zucker verfeinern. Kurz aufkochen lassen.

5 Die gefüllten Wirsingrollen mit der Soße und einer Beilage nach Wahl auf Tellern anrichten.

Tipp: Zu dem Gericht passen hervorragend gebackene Kartoffelecken oder Reis.

CHEESE-GNOCCHI

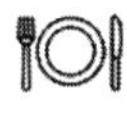
3 Port.

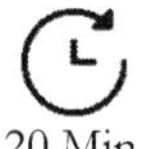
20 Min.

Leicht

Zutaten

2 Packungen vegane Gnocchi
3 große Kartoffeln, geschält und in Stücke geschnitten
1 große Möhre, geschält und in Stücke geschnitten
1 zerdrückte Knoblauchzehe
1 fein gehackte Zwiebel
50 g Cashewmus
30 ml Aquafaba
4 EL Hefeflocken
1 EL Senf
1 EL Zitronensaft
1 TL Paprikapulver
Salz, Pfeffer

Nährwerte p. P.

203 kcal
27 g Kohlenhydrate
8 g Eiweiß
7 g Fett

1 Gnocchi nach Packungsanweisung kochen.

2 Kartoffel- und Möhrenstücke, Zwiebeln und Knoblauch in einen Topf mit Wasser geben, aufkochen lassen und etwa 10 bis 15 Minuten köcheln lassen, bis das Gemüse weich geworden ist. Gemüse abschütten und ein wenig von dem Kochwasser auffangen.

3 Das weiche Gemüse zusammen mit dem Kochwasser und allen anderen Zutaten in einen Standmixer geben und cremig pürieren.

4 Schwenken Sie die Gnocchi in der Soße und schmecken Sie das Gericht mit Salz und Pfeffer ab.

HASSELBACK-KARTOFFELN

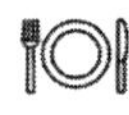
3 Port.

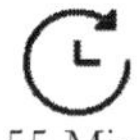
55 Min.

Leicht

Zutaten

12 kleine Kartoffeln (festkochend)
1 Glas Kichererbsen (nur Aquafaba verwenden und Kichererbsen für ein anderes Gericht nutzen)
2 zerdrückte Knoblauchzehen
1 TL Zwiebelpulver
1 TL Chiliflocken
1 EL Dill
Salz, Pfeffer

Nährwerte p. P.

68 kcal
14 g Kohlenhydrate
2 g Eiweiß
0 g Fett

1 Heizen Sie den Backofen auf 200 °C Ober-/Unterhitze vor und legen Sie ein Blech mit Backpapier bereit.

2 Schneiden Sie mehrere Fächer in die Kartoffeln, sodass diese nicht komplett durchgeschnitten sind.

3 Aquafaba mit Knoblauch, Zwiebelpulver, Chiliflocken und Dill vermengen. Alle Kartoffeln auf das Blech legen und mit der Aquafaba-Masse bestreichen. Verwenden Sie dafür am besten einen Pinsel. Verfeinern Sie die Kartoffeln mit Salz und Pfeffer und backen Sie diese für 40 Minuten im Ofen, bis sie goldbraun sind.

Tipp: Servieren Sie zu den Hasselback-Kartoffeln einen Avocado-Dip oder einen knackigen Salat.

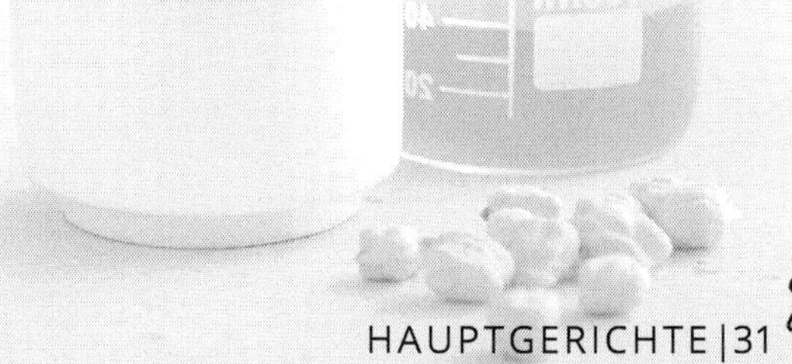

CHILI SIN CARNE

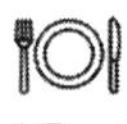
4 Port.

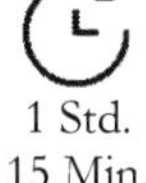
1 Std. 15 Min.

Leicht

Zutaten

1 Dose Kidneybohnen (+ Aquafaba)
1 Dose schwarze Bohnen (+ Aquafaba)
1 Dose Mais
2 Dosen gehackte Tomaten
150 g Sojageschnetzeltes
300 ml Gemüsebrühe
2 rote Paprika, in Würfel geschnitten
2 fein gehackte Zwiebeln
3 zerdrückte Knoblauchzehen
2 EL Olivenöl
2 TL Paprikapulver
1 TL Chilipulver
1 TL Kreuzkümmel
1 EL Oregano
½ TL Zimt
Salz, Pfeffer

Nährwerte p. P.

500 kcal
73 g Kohlenhydrate
35 g Eiweiß
9 g Fett

1 Das Sojageschnetzelte für 10 Minuten im Wasser einweichen lassen, abschütten und mit einem Küchenpapier trocken reiben.

2 Olivenöl in einem großen Topf erhitzen und Knoblauch, Zwiebeln, Sojageschnetzeltes und Paprika darin anbraten. Löschen Sie alles mit der Gemüsebrühe und den Dosentomaten ab. Etwa 5 Minuten köcheln lassen.

3 Die Bohnen und den Mais abschütten. Von den Bohnen etwa 100 ml Aquafaba auffangen. Geben Sie die Bohnen und den Mais mit in den Topf und rühren Sie das Aquafaba unter. Gut verrühren.

4 Alle Gewürze dazugeben und das Chili sin Carne bei geringer Hitze 45 – 60 Minuten köcheln lassen, damit sich der Geschmack entfalten kann.

Tipp: Servieren Sie das Chili sin Carne mit Reis.

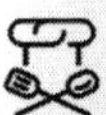

KARTOFFEL-BROKKOLI-GRATIN

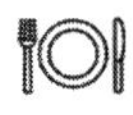
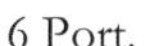
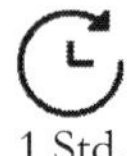

6 Port. | 1 Std. 5 Min. | Leicht

Zutaten

750 g Kartoffeln, geschält und in feine Scheiben geschnitten
1 Brokkolikopf, in Röschen geteilt
1 Zwiebel, in Streifen geschnitten
2 gepresste Knoblauchzehen
2 Handvoll veganer Streukäse
2 EL Olivenöl

Für die Sauce:
150 g Cashewkerne (20 Minuten in heißem Wasser einweichen)
200 ml Gemüsebrühe
40 ml Aquafaba
200 ml Sojasahne
Salz, Pfeffer

Nährwerte p. P.

294 kcal
29 g Kohlenhydrate
14 g Eiweiß
13 g Fett

1 Heizen Sie den Ofen auf 180 °C Umluft vor und stellen Sie eine Auflaufform bereit.

2 Schütten Sie das Wasser der Cashewkerne ab, geben Sie alle Zutaten für die Sauce in einen Standmixer und pürieren Sie es zu einer cremigen Masse. Mit Salz und Pfeffer abschmecken. Die Soße in einem Topf kurz aufkochen lassen, Zwiebeln und Knoblauch mit Olivenöl in einer Pfanne anbraten und zusammen mit Brokkoli und Kartoffeln in der Auflaufform verteilen und mit Soße begießen.

3 Den Auflauf mit veganem Käse bestreuen und für 45 – 50 Minuten im Ofen backen. Herausholen und sofort genießen.

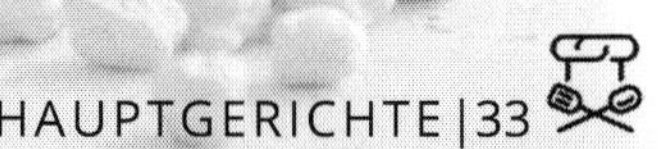

Internationales

CHALLA

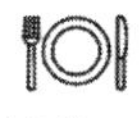

12 Port. | 2 Std. 25 Min. | Mittel

Zutaten

500 g Mehl
1 EL Trockenhefe
50 ml Aquafaba
3 EL Zucker
250 ml lauwarmes Wasser
1 TL koscheres Salz
50 ml Sonnenblumenöl
2 EL Sojamilch
1 EL Ahornsirup

Nährwerte p. P.

150 kcal
27 g Kohlenhydrate
5 g Eiweiß
3 g Fett

1 Lösen Sie die Hefe im lauwarmen Wasser auf und verrühren Sie das Hefewasser mit Zucker, Salz, Aquafaba und Öl in einer Teigschüssel. Verarbeiten Sie die Masse mit einem Handrührgerät zu einem glatten Teig und fügen Sie nach und nach das Mehl hinzu. Den Teig zu einer Kugel formen und mit Öl bestreichen. Legen Sie die Teigkugel zurück in die Schüssel, diese mit einem sauberen Küchenhandtuch bedecken und den Teig 90 Minuten gehen lassen.

2 Formen Sie aus dem Teig 6 gleich große Kugeln und rollen Sie jede Kugel zu einem Strang (ca. 30 cm) aus. Flechten Sie aus drei Strängen einen Zopf und wiederholen Sie dies mit den anderen drei Strängen.

3 Den Backofen auf 250 °C Ober-/Unterhitze vorheizen und ein Blech mit Backpapier bereitstellen. Die zwei Zöpfe auf dem Blech übereinanderlegen. Sojamilch und Ahornsirup in einer Schale vermengen und das Brot damit bestreichen. Dieses für etwa 30 – 40 Minuten backen lassen.

Tipp: Das Brot am besten direkt warm servieren.

Info: Challa (Jiddisch: Challe) ist ein geflochtenes Weißbrot, welches am Schabbat gegessen wird. Dieses wird normalerweise u. a. mit Eiern gebacken. Diese werden hier durch Aquafaba ersetzt.

ITALIENISCHE CARBONARA

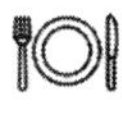
2 Port.

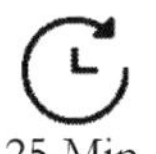
25 Min.

Leicht

Zutaten

180 g Spaghetti
100 g Kokosnussspeck (oder anderer veganer Speck)
60 ml Sojamilch (ungesüßt)
6 EL Aquafaba
1 EL Olivenöl
2 EL veganer Parmesan
¼ TL Kurkuma
Meersalz, Pfeffer

Nährwerte p. P.

224 kcal
5 g Kohlenhydrate
1 g Eiweiß
11 g Fett

1 Spaghetti nach Packungsanweisung kochen.

2 Erhitzen Sie das Olivenöl in einer Pfanne und braten Sie kurz den Kokosspeck an.

3 Vermengen Sie Sojamilch, Aquafaba und die Gewürze und gießen Sie die Mischung über den „Speck“. Aufkochen lassen und die Soße etwa 5 – 8 Minuten köcheln lassen. Den Parmesan unterrühren, die Spaghetti abschütten und mit der Soße vermengen.

4 Auf tiefen Tellern anrichten und sofort genießen.

Info: Carbonara ist ein italienisches Pastagericht, welches ursprünglich aus getrocknetem Speck, Käse, Ei und Pfeffer besteht. Es stammt aus Mittelitalien, aus der Region Latium. Dieses Rezept lässt sich auch ganz leicht vegan herstellen.

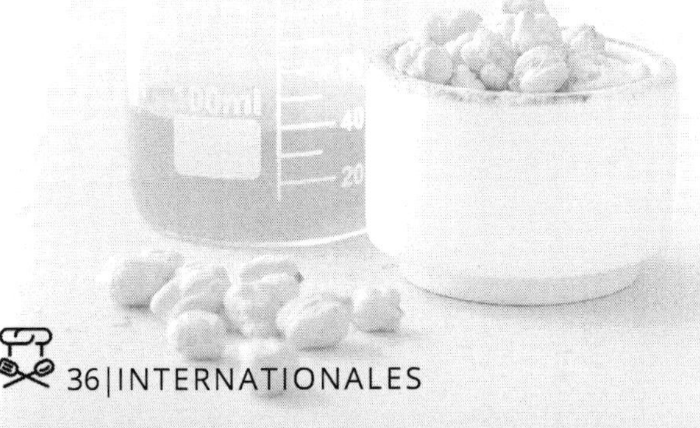

GEFÜLLTE CRÊPES

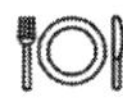
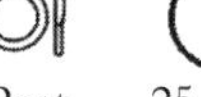

4 Port. 25 Min. Leicht

Zutaten

250 ml Sojamilch
200 g Mehl
50 ml Aquafaba
¼ TL Salz
Öl zum Braten

Für die Füllung:
1 - 2 Tomaten, in feine Scheiben geschnitten
1 Handvoll frisches Basilikum
50 g veganer geriebener Mozzarella
Balsamicoessig
Salz, Pfeffer

Nährwerte p. P.

256 kcal
29 g Kohlenhydrate
11 g Eiweiß
10 g Fett

1 Gießen Sie das Aquafaba in eine Rührschüssel und schlagen Sie es mit einem Handrührgerät auf. Sojamilch, Salz und Mehl nach und nach dazugeben und weiter vermixen, bis der Teig glatt und dünn ist.

2 Erhitzen Sie Öl in eine große Pfanne und füllen Sie den Teig mit einer Kelle hinein. Die Pfanne sofort schwenken, damit sich der Teig in der ganzen Pfanne verteilen kann.

3 Den Crêpe aus der Pfanne nehmen, mit veganem Mozzarella, Tomaten und Basilikum belegen, mit Salz und Pfeffer bestreuen, zusammenfalten und nochmals für 1 – 2 Minuten in der Pfanne braten. Dies mit jedem Crêpe wiederholen.

4 Wenn Sie mögen, können Sie Ihren Crêpe mit Balsamico beträufeln und mit noch mehr Tomaten und Basilikum belegen.

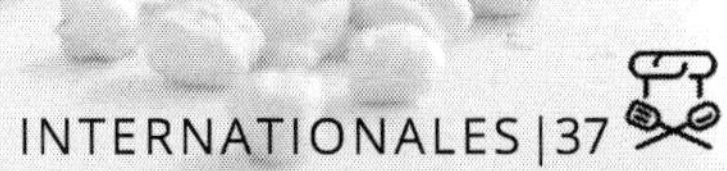

SPANISCHE TORTILLA

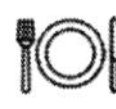 

10 Port. 45 Min. Leicht

Zutaten

1 kg geschälte und gekochte Kartoffeln (festkochend)
130 ml Aquafaba
400 g Seidentofu
2 EL Kichererbsenmehl
2 EL Maisstärke
½ TL Kala Namak
½ TL Kurkuma
½ TL Koriander
1 EL Olivenöl
Frischer Schnittlauch

Nährwerte p. P.

404 kcal
37 g Kohlenhydrate
21 g Eiweiß
19 g Fett

1 Schlagen Sie das Aquafaba mit einem Handrührgerät auf und vermixen Sie den Seidentofu in einer separaten Schüssel. Aquafaba dazugießen und nach und nach Kichererbsenmehl, Maisstärke und Gewürze unterrühren.

2 Schneiden Sie die gekochten und geschälten Kartoffeln in dünne Scheiben und mengen Sie diese unter die Masse.

3 Fetten Sie eine Tarteform mit Olivenöl ein, füllen Sie die Masse in die Form und backen Sie die Tortilla bei 180 °C Umluft für etwa 30 Minuten. Vor dem Servieren kurz abkühlen lassen und mit gehacktem Schnittlauch toppen.

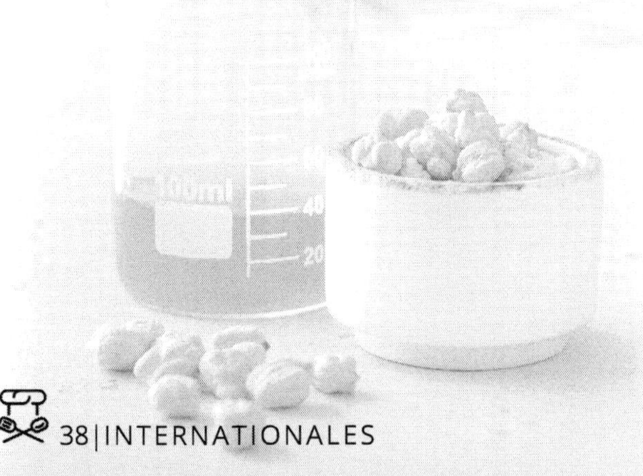

Finger-Food

MOZZARELLA MIT TOMATE

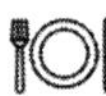

3 - 4 Port. | 6 Std. 20 Min. | Leicht

Zutaten

150 ml Aquafaba
1 Handvoll Cashewkerne (über Nacht einweichen lassen)
5 EL Kokosöl
2 EL Hefeflocken
1 EL Speisestärke
2 TL Agar-Agar
1 TL Zitronensaft
½ TL Meersalz
4 große Tomaten, in Scheiben geschnitten

Nährwerte p. P.

141 kcal
23 g Kohlenhydrate
4 g Eiweiß
3 g Fett

1 Für den „Mozzarella" die Cashewkerne mit dem Aquafaba zu einer glatten Masse in einem Standmixer vermixen, alle weiteren Zutaten (außer die Tomaten) dazugeben und die Masse in einem Topf aufkochen lassen, bis sie dicklich wird. Die Masse in eine runde Form geben und für mindestens 6 Stunden in den Kühlschrank stellen.

2 Die Form herausholen und die Masse in runde Scheiben schneiden.

3 Richten Sie die Tomaten und die Mozzarella-Scheiben auf einem großen Teller an.

Tipp: Verfeinern Sie den Snack mit Basilikumblättern und Balsamicoessig.

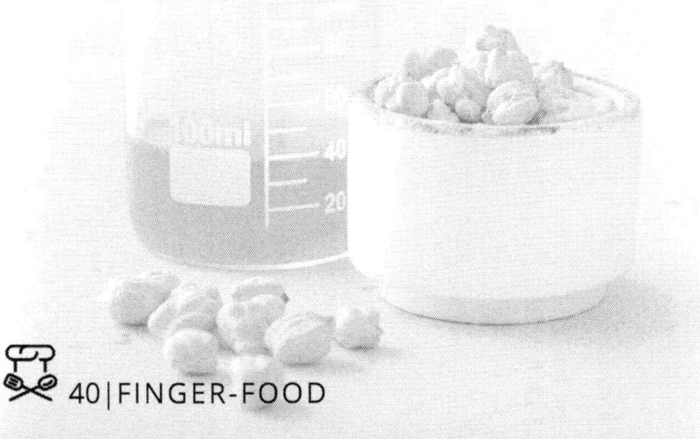

HUMMUS MIT MÖHREN-STICKS

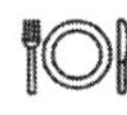
4 Port.

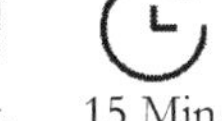
15 Min.

Leicht

Zutaten

Für den Hummus:
200 g Kichererbsen aus der Dose + Aquafaba
4 EL Tahini
1 EL Sesamöl
2 EL Zitronensaft
1 TL Paprikapulver
½ TL Chilipulver
1 Prise Pfeffer

Für die Sticks:
4 Möhren, geschält und in Sticks geschnitten
1 EL Orangensaft
1 EL Olivenöl
1 TL Agavendicksaft
2 EL gerösteter Sesam
Meersalz und Chiliflocken

Nährwerte p. P.

345 kcal
34 g Kohlenhydrate
13 g Eiweiß
15 g Fett

1 Alle Zutaten für den Hummus in einem Standmixer vermengen, bis eine cremige Masse entsteht. Füllen Sie diese in eine Schale.

2 Für die Möhren-Sticks Olivenöl in einer Pfanne erhitzen und die Möhren-Sticks 2 – 3 Minuten anbraten. Mit Orangensaft ablöschen und mit Agavendicksaft, Meersalz und Chiliflocken verfeinern.

3 Die Möhren-Sticks auf einem Teller anrichten, mit Sesam bestreuen und zusammen mit dem Hummus servieren.

KIDNEYBOHNEN-BÄLLCHEN

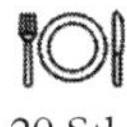
20 Stk.

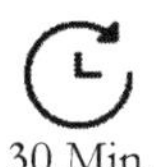
30 Min.

Leicht

Zutaten

250 g Kidneybohnen aus der Dose + 1 EL Aquafaba
250 g Champignons, in Scheiben geschnitten
25 g getrocknete Steinpilze + Wasser zum Einweichen
1 fein gehackte Zwiebel
1 zerdrückte Knoblauchzehe
120 g Semmelbrösel
1 EL Sojasauce
1 TL Zitronensaft
Sonnenblumenöl (zum Braten)
Salz, Pfeffer

Nährwerte p. P.

53 kcal
7 g Kohlenhydrate
2 g Eiweiß
2 g Fett

1 Übergießen Sie die Steinpilze mit Wasser und lassen Sie diese 30 Minuten einweichen.

2 Sonnenblumenöl in einer Pfanne erhitzen, Zwiebeln, Champignons und Knoblauch anbraten und in eine Schale füllen. Bohnen mit Aquafaba zerdrücken und ebenfalls in die Schüssel füllen. Schneiden Sie die eingeweichten Steinpilze klein und geben Sie diese zu den anderen Zutaten. Semmelbrösel, Zitronensaft und Sojasauce hinzufügen, die Masse gründlich durchkneten und mit Salz und Pfeffer abschmecken.

3 Formen Sie aus der Masse 20 kleine Bällchen, erhitzen Sie erneut Öl in der Pfanne und braten die veganen Fleischbällchen für etwa 5 Minuten.

ROTE-BETE-BURGER

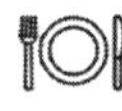
5 Port.

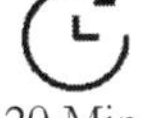
20 Min.

Leicht

Zutaten

250 g gemahlene Haferflocken
50 g Semmelbrösel
1 Dose Kichererbsen + 40 ml Aquafaba
2 geröstete Rote Bete
2 TL Cajun-Gewürz
Meersalz, Pfeffer
Öl zum Braten
Burger-Buns + Belag nach Wahl (z. B. Salz, Essiggurken, Tomaten, vegane Mayonnaise …)

Nährwerte p. P.

258 kcal
45 g Kohlenhydrate
12 g Eiweiß
4 g Fett

1 Haferflocken, Semmelbrösel, Kichererbsen, Rote Bete, Gewürze und Aquafaba in einem Standmixer zu einer festen Masse mixen. Formen Sie aus der Masse 5 Kugeln und drücken Sie diese mit der Handfläche glatt.

2 Erhitzen Sie Öl in der Pfanne und braten Sie die Pattys von jeder Seite etwa 2 Minuten.

3 Belegen Sie die Burger-Buns mit dem Rote-Bete-Patty und Ihrem Belag nach Wahl.

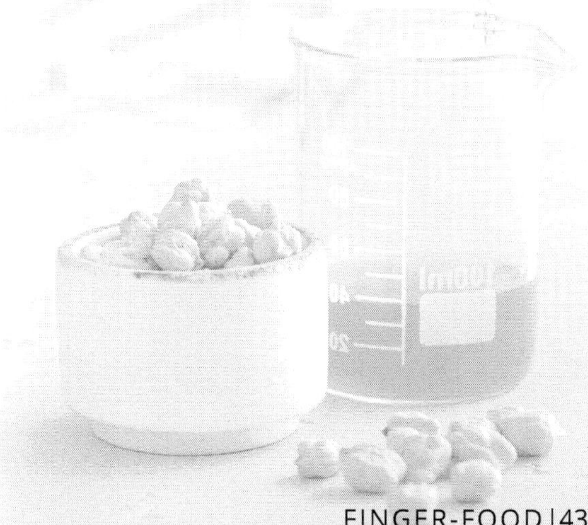

VEGANE CHICKEN-WINGS MIT SCHARFER SOSSE

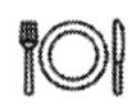
2 Port.
10 Stk.

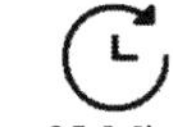
25 Min.

Leicht

Zutaten

10 Austernpilze, in dicke Stäbchen geschnitten
100 ml Aquafaba
200 g Semmelbrösel
200 g Mehl
2 EL Bratöl
Salz, Pfeffer

Für den Dip:
1 EL Tahini
2 EL heißes Wasser
1 EL Sojasauce
1 TL Chilipulver
Salz, Pfeffer

Nährwerte p. P.

633 kcal
81 g Kohlenhydrate
16 g Eiweiß
25 g Fett

1 Alle Zutaten für den Dip in einer Schale vermengen.

2 Für die veganen Chicken Wings Mehl mit Salz und Pfeffer in einer Schale verrühren und Aquafaba und Semmelbrösel auf separate Teller füllen. Die Pilzstücke zuerst im Aquafaba wälzen, danach im Mehl und zum Schluss in den Semmelbrösel.

3 Öl in einer Pfanne erhitzen und die Chicken Wings etwa 12 – 15 min von allen Seiten knusprig backen

4 Richten Sie die veganen Chicken Wings auf Teller an und servieren Sie diese mit dem scharfen Dip.

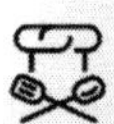

Snacks für den kleinen Hunger

PILZ-SPINAT-FRITTATA

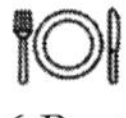
6 Port.

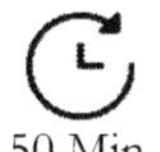
50 Min.

Mittel

Zutaten

Aquafaba von 2 Dosen Kichererbsen
150 g Kichererbsenmehl
350 g Seidentofu
150 g Champignons, in Scheiben geschnitten
2 Handvoll Babyspinat
100 g halbierte Kirschtomaten
1 fein gehackte rote Zwiebel
1 TL Kala Namak
2 TL Senf
1 TL Kurkuma
2 TL Knoblauchpulver
1 TL Zwiebelpulver
2 - 3 EL Olivenöl

Nährwerte p. P.

249 kcal
56 g Kohlenhydrate
19 g Eiweiß
12 g Fett

1 Schlagen Sie das Aquafaba mit einem Schneebesen auf, bis dieses sich verdoppelt hat, und geben Sie es zusammen mit dem Kichererbsenmehl, dem Seidentofu und allen Gewürzen sowie Senf in den Standmixer und pürieren Sie die Zutaten.

2 Heizen Sie den Backofen auf 200 °C Umluft vor und erhitzen Sie das Olivenöl in einer Pfanne.

3 Den Frittata-Teig in eine runde Backform füllen. Zwiebeln und Champignons anbraten. Den Spinat und die Kirschtomaten dazugeben. Die Frittata mit dem Pfanneninhalt belegen und 35 Minuten im Ofen backen lassen.

REIBEKUCHEN MIT APFELMUS

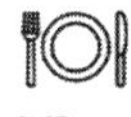 2 Port.

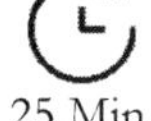 25 Min.

 Leicht

Zutaten

500 g Kartoffeln (mehligkochend)
70 g Kichererbsenmehl
1 fein gehackte Zwiebel
5 EL Aquafaba
Salz
Bratöl
½ Glas Apfelmus

Nährwerte p. P.

143 kcal
18 g Kohlenhydrate
2 g Eiweiß
6 g Fett

1 Die Kartoffeln schälen, fein reiben und die Flüssigkeit in einem sauberen Küchenhandtuch ausdrücken. Vermengen Sie die geriebenen Kartoffeln mit Zwiebeln, Salz, Aquafaba und Kichererbsenmehl in einer Schüssel.

2 Aus der Masse Laibchen formen und das Bratöl in einer Pfanne erhitzen. Die Reibekuchen von beiden Seiten goldbraun braten.

3 Die Reibekuchen auf einem Teller anrichten und mit einer Schale Apfelmus servieren.

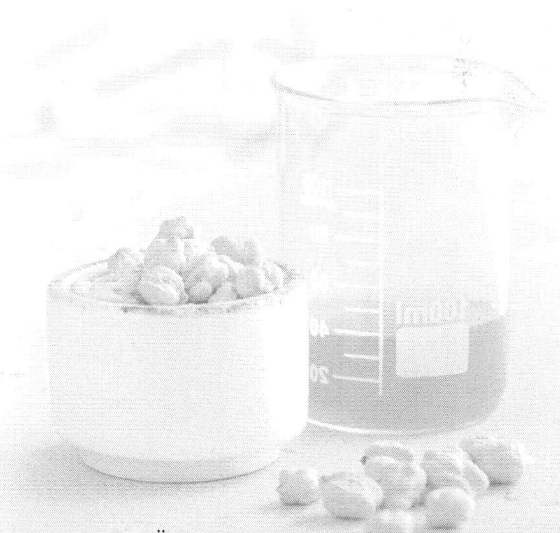

KAISERSCHMARRN MIT ROSINEN

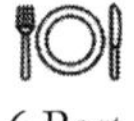
6 Port.

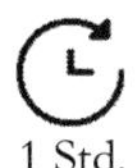
1 Std.

Leicht

Zutaten

260 g Mehl
500 ml Sojamilch
2 EL Aquafaba (Eigelbersatz)
16 EL Aquafaba (Eiweißersatz)
100 g Zucker
1 Päckchen Vanillezucker
100 g vegane Butter (z. B. Alsan)
100 g Rosinen
2 Prisen Salz

Nährwerte p. P.

185 kcal
34 g Kohlenhydrate
6 g Eiweiß
3 g Fett

1 Mehl, Sojamilch, Zucker und Vanillezucker in eine Teigschüssel füllen und mit einem Handrührgerät glatt vermixen. 2 EL Aquafaba als Eigelbersatz unterrühren.

2 Schlagen Sie die 16 EL Aquafaba als Eiweißersatz mit 2 Prisen Salz mit einem Handrührgerät auf und rühren Sie die Masse unter den Teig.

3 Die vegane Butter in einer ofenfesten Pfanne erhitzen und den Teig hineingießen. Streuen Sie die Rosinen darüber und heizen Sie den Backofen auf 200 °C Ober-/Unterhitze vor. Backen Sie den Kaiserschmarrn etwa 30 Minuten im Backofen, schneiden Sie ihn in kleine Stücke und backen Sie ihn für weitere 15 Minuten.

4 Herausholen und sofort genießen.

GEMÜSE-QUICHE

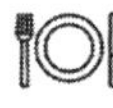
4 - 5 Port.

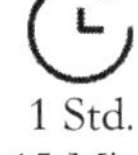
1 Std. 15 Min.

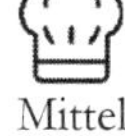
Mittel

Zutaten

Für den Tarteboden:
150 g Mehl
50 g gemahlene Mandeln
3 EL Aquafaba
½ TL Meersalz

Für den Kichererbsenteig:
120 g Kichererbsenmehl
240 g Sojamilch
480 ml Gemüsebrühe
1 EL Hefeflocken
1 TL Zwiebelpulver
1 TL Paprikapulver
½ TL Kurkuma

Für das Gemüse:
1 Stange Lauch, in Ringe geschnitten
1 Handvoll Babyspinat
1 fein gehackte Zwiebel
2 zerdrückte Knoblauchzehen
1 Handvoll halbierte Kirschtomaten
1 EL frischer Thymian
Olivenöl zum Braten

Nährwerte p. P.

222 kcal
24 g Kohlenhydrate
7 g Eiweiß
12 g Fett

1 Alle Zutaten für den Tarteboden in eine Teigschüssel geben und mit einem Knethaken zu einem Teig verarbeiten. Formen Sie diesen zu einer Kugel, wickeln Sie ihn in Frischhaltefolie ein und lassen Sie ihn 30 Minuten im Kühlschrank ruhen.

2 Währenddessen Olivenöl in einer Pfanne erhitzen, das Gemüse (bis auf die Kirschtomaten) anbraten, mit Thymian verfeinern und beiseitestellen.

3 Heizen Sie den Backofen auf 220 °C Ober-/Unterhitze vor.

4 Die gesamten Zutaten für den Kichererbsenteig in einem Topf gut verrühren, kurz aufkochen lassen und 5 Minuten köcheln lassen, bis die Masse dick wird.

5 Rollen Sie den Tarteteig aus und legen Sie ihn in eine Tarteform (etwa 20 cm Durchmesser). Belegen Sie die Tarte mit dem gebratenen Gemüse. Dann mit Kichererbsenteig begießen und mit Kirschtomaten belegen. Die Quiche für 25 Minuten backen, herausholen und vollständig abkühlen lassen.

TORTILLA-WRAP MIT JOGHURTDIP

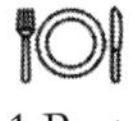
1 Port.

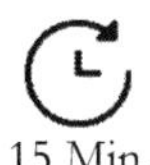
15 Min.

Leicht

Zutaten

1 Tortilla-Fladen
50 g Räuchertofu, in Würfel geschnitten
2 EL Kichererbsen
2 getrocknete Tomaten, in Stücke geschnitten
1 Handvoll Rucola
1 EL Erdnussöl
1 EL italienische Kräuter

Für den Joghurtdip:
200 g Lupinenjoghurt
2 EL Aquafaba
1 zerdrückte Knoblauchzehe
¼ fein geriebene Salatgurke
Salz, Pfeffer

Nährwerte p. P.

172 kcal
7 g Kohlenhydrate
10 g Eiweiß
6 g Fett

1 Erhitzen Sie eine Pfanne mit Erdnussöl, braten Sie den Räuchertofu 5 Minuten knusprig an und verfeinern Sie ihn mit Kräutern.

2 Vermengen Sie alle Zutaten für den Joghurtdip in einer Schale, bestreichen Sie den Wrap damit und belegen Sie diesen mit Rucola, Räuchertofu, Tomaten und Kichererbsen.

3 Zusammenrollen und genießen.

KNUSPRIGE KICHERERBSEN-BRATLINGE

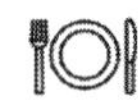
5 Port.

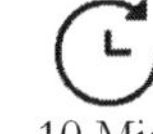
10 Min.

Leicht

Zutaten

1 Dose Kichererbsen
60 g Dinkelmehl
1 fein gehackte Zwiebel
2 zerdrückte Knoblauchzehen
4 EL Aquafaba
1 TL Paprikapulver
Salz, Pfeffer
Bratöl

Nährwerte p. P.

181 kcal
20 g Kohlenhydrate
5 g Eiweiß
7 g Fett

1 Die Kichererbsen mit einer Gabel zermatschen und mit den anderen Zutaten in einer Schale vermengen. Aus der Masse 5 große Bratlinge formen.

2 Erhitzen Sie das Bratöl in einer Pfanne und braten Sie die Laibchen von beiden Seiten für etwa 5 Minuten, bis diese goldbraun werden. Die Pfanne vom Herd nehmen und die Bratlinge auf einem Küchenpapier gut abtropfen lassen.

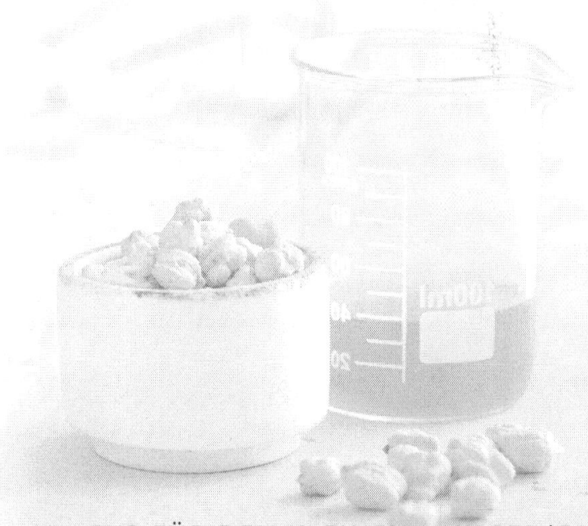

Kuchen & Gebäck

KLASSISCHE BAISERS

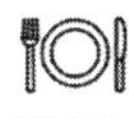

35 Stk.

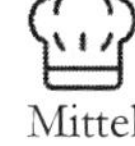

1 Std. 45 Min.

Mittel

Zutaten

50 g Zucker (Feinkristallzucker)
100 ml Aquafaba
¼ TL Backpulver

Nährwerte p. P.

7 kcal
2 g Kohlenhydrate
0 g Eiweiß
0 g Fett

1 Heizen Sie den Backofen auf 90 °C Umluft vor und stellen Sie 2 Bleche mit Backpapier bereit.

2 Aquafaba und Backpulver mit einem Schneebesen aufschlagen und nochmals 5 Minuten mit einem Handrührgerät mixen. Die Masse sollte wie fester Eischnee aussehen. Fügen Sie den Zucker nach und nach hinzu und mixen Sie dabei weiter.

3 Die Masse in einen Spritzbeutel füllen und etwa 35 kleine Baisers auf das Backblech spritzen.

4 Schieben Sie die beiden Bleche für 90 Minuten in den Backofen. Die Tür sollte währenddessen nicht mehr geöffnet werden. Die Baisers im geschlossenen Ofen abkühlen lassen.

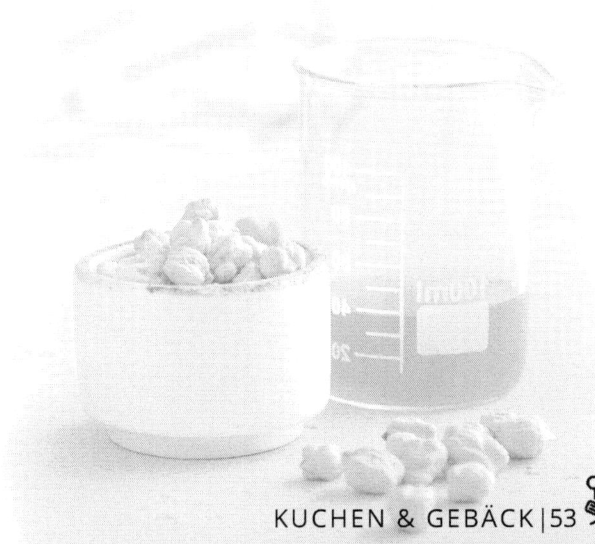

SCHOKO-COOKIES

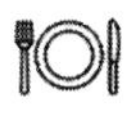
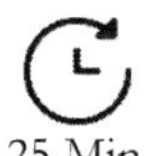

20 Stk. 25 Min. Leicht

Zutaten

200 g Mehl
120 g vegane Butter
150 g Rohrzucker
1 Päckchen Vanillezucker
45 ml Aquafaba
½ TL Backpulver
½ TL Natron
1 Prise Salz
100 g vegane Schokotropfen

Nährwerte p. P.

51 kcal
6 g Kohlenhydrate
1 g Eiweiß
2 g Fett

1 Heizen Sie den Backofen auf 180 °C vor und stellen Sie ein Blech mit Backpapier bereit.

2 Butter, Zucker und Vanillezucker in einer Schüssel cremig mixen und Aquafaba, Salz, Natron und Backpulver dazugeben und weiter mixen. Nach und nach das Mehl dazugeben und die Masse zu einem glatten Teig verarbeiten. Die Schokotropfen unterrühren und den Teig in 20 gleich große Kugeln formen. Diese auf dem Backblech platt drücken.

3 Die Kekse für 10 Minuten in den Ofen schieben, herausholen und gut abkühlen lassen.

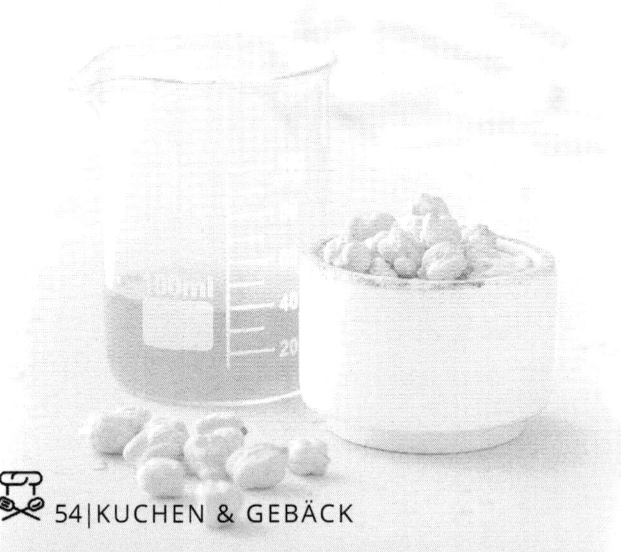

WAFFELN MIT PUDERZUCKER

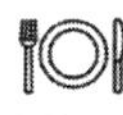
4 Port.

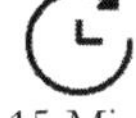
15 Min.

Leicht

Zutaten

100 g Mehl
120 ml Hafermilch
60 ml Aquafaba
30 ml Sonnenblumenöl
2 EL Zucker
1 TL Backpulver
1 Prise Salz
Puderzucker zum Bestreuen

Nährwerte p. P.

167 kcal
24 g Kohlenhydrate
2 g Eiweiß
3 g Fett

1 Vermengen Sie die trockenen und flüssigen Zutaten in zwei separaten Schüsseln. Die flüssigen Zutaten zu den trockenen geben und die Masse zu einem glatten Teig mixen.

2 Das Waffeleisen einfetten und aus dem Teig 4 Waffeln backen.

3 Richten Sie die Waffeln auf Tellern an und bestreuen Sie diese mit Puderzucker.

KOKOSMAKRONEN

12 Stk.

45 Min.

Leicht

Zutaten

100 g Kokosflocken
100 ml Aquafaba (Eiweißersatz)
1 Spritzer Zitrone
80 g Zucker
1 EL Vanillezucker
12 Oblaten

Nährwerte p. P.

50 kcal
5 g Kohlenhydrate
1 g Eiweiß
3 g Fett

1 Schlagen Sie das Aquafaba mit einem Handrührgerät etwa 5 Minuten schaumig und geben Sie nach und nach Zucker und Vanillezucker dazu. Den Eischnee mit einem Spritzer Zitrone verfeinern. Sobald der Eischnee zu einer festen Masse geworden ist, können Sie die Kokosflocken untermengen.

2 Den Backofen auf 150 °C Umluft vorheizen und ein Blech mit Backpapier bereitlegen. Legen Sie die Oblaten auf das Blech.

3 Geben Sie je einen Esslöffel von der Kokos-Masse auf die Oblaten. Schieben Sie das Blech für 20 – 30 Minuten in den Ofen. Herausholen und gut abkühlen lassen.

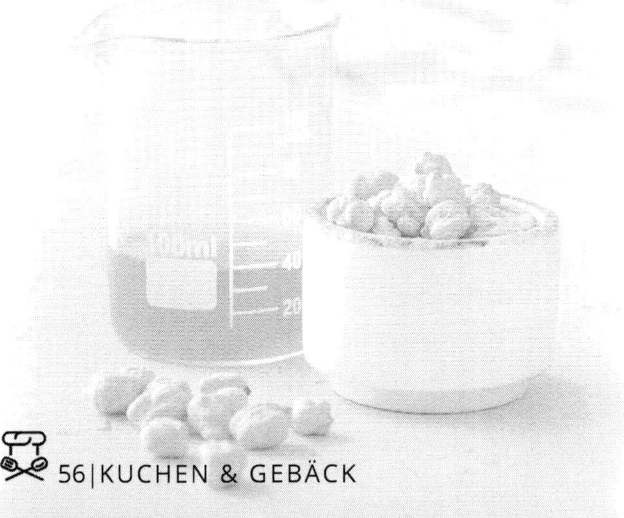

MACARONS

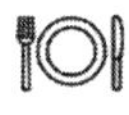
15 Stk.

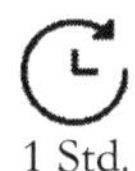
1 Std. 25 Min.

Schwer

Zutaten

120 g Mandelmehl
150 g Puderzucker
50 g Zucker
100 ml Aquafaba (Eiweißersatz)

Für die Füllung:
120 g vegane Schlagsahne
120 g vegane Kuvertüre

Nährwerte p. P.

57 kcal
7 g Kohlenhydrate
3 g Eiweiß
2 g Fett

1 Sieben Sie das Mandelmehl und den Puderzucker durch ein Sieb in eine Schüssel und schlagen Sie das Aquafaba mit dem Zucker in einer separaten Schüssel auf. Dann beides miteinander vermengen und gründlich verrühren.

2 Die Masse in einen Spritzbeutel füllen und 30 gleich große Kreise auf ein Blech mit Backpapier spritzen. Etwa 40 Minuten ruhen lassen.

3 Heizen Sie den Backofen auf 160 °C Umluft vor und backen Sie die Kekse für etwa 10 – 15 Minuten. Herausholen und gut abkühlen lassen.

4 Die vegane Schlagsahne erhitzen, die Kuvertüre in Stücke hacken und mit der warmen Creme vermengen, bis auch die Schokolade geschmolzen ist. Die Füllung etwa 20 Minuten kühl stellen.

5 Die Füllung auf 15 Kekse verteilen und auf diese jeweils einen Keks legen.

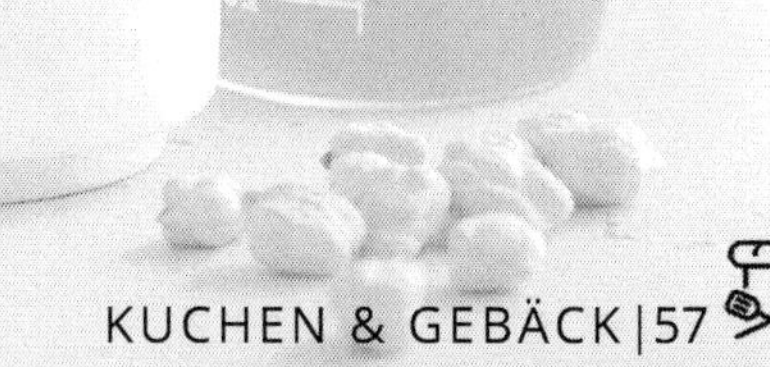

CHEESECAKE

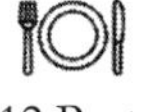
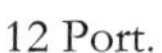
12 Port.

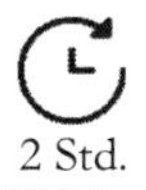
2 Std. 20 Min.

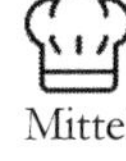
Mittel

Zutaten

320 g Mehl
1 ½ TL Backpulver
200 ml Aquafaba
320 g vegane Butter
280 g Zucker
650 g Sojajoghurt
1 ½ Packungen Vanille-Puddingpulver
4 EL Wasser
2 EL Zitronensaft
2 Prisen Salz

Nährwerte p. P.

410 kcal
44 g Kohlenhydrate
5 g Eiweiß
23 g Fett

1 Bereiten Sie zuerst den Mürbeteig vor. Dafür das Mehl, 160 g Butter, 80 g Zucker, 4 EL Wasser und 1 Prise Salz in eine Schüssel füllen und mit einem Handrührgerät zu einem glatten Teig mixen. Nochmals mit den Händen kneten, in eine Folie wickeln und für 30 Minuten in den Kühlschrank stellen.

2 Schlagen Sie 200 g Zucker und 160 g vegane Butter mit dem Handrührgerät schaumig und geben Sie nach und nach den Sojajoghurt und das Puddingpulver dazu. Zitronensaft und 1 Prise Salz dazugeben und alles gründlich verrühren.

3 Das Aquafaba etwa 5 Minuten mit einem Handrührgerät aufschlagen und das Backpulver dazugeben. Geben Sie die Aquafaba-Masse zu der Joghurt-Masse und stellen Sie diese in den Kühlschrank.

4 Rollen Sie den Mürbeteig zu einem Kreis aus, legen Sie diesen in eine Springform (26 cm Durchmesser) und drücken Sie den Teig an.

5 Heizen Sie den Backofen auf 160 °C Umluft vor und backen Sie den Mürbeteig für etwa 10 Minuten. Geben Sie die Joghurt-Masse mit in die Form und backen Sie den Käsekuchen für etwa 70 Minuten. Herausholen und gut abkühlen lassen. Erst aus der Springform herausholen, wenn dieser komplett kalt ist.

SAFTIGER MÖHRENKUCHEN

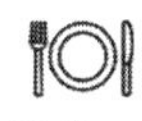 12 Port.

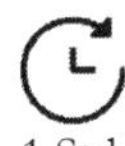 1 Std.

 Leicht

Zutaten

250 g geraspelte Möhren
170 g Dinkelmehl
180 g Zucker
1 Päckchen Backpulver
160 g vegane Butter
100 g gemahlene Mandeln
50 g gemahlene Walnüsse
2 zerdrückte Bananen
50 g Stärke
2 - 3 Tropfen Vanillearoma
½ TL Zimt
1 Prise Salz
1 Dose Kichererbsen (nur das Aquafaba verwenden) + ¼ TL Stärke
Sonnenblumenöl + Semmelbrösel (für die Backform)

Für das Topping:
150 g veganer Frischkäse
75 g Kokoscreme (aus der Dose)
1 Vanilleschote

Nährwerte p. P.

275 kcal
26 g Kohlenhydrate
4 g Eiweiß
12 g Fett

1 Vermengen Sie die Zutaten für das Topping in einer Schale und stellen Sie diese in den Kühlschrank.

2 Heizen Sie den Backofen auf 175 °C Umluft vor.

3 Kochen Sie das Aquafaba in einem Topf bei mittlerer Hitze und geben Sie die Stärke dazu. Mit einem Handrührgerät schaumig schlagen. Butter und Zucker in einer separaten Schüssel schaumig schlagen, Bananen, Gewürze, Vanillearoma, Möhren und gemahlene Nüsse sowie Mandeln unterheben und das Aquafaba dazugeben. Alles gründlich vermengen. Heben Sie nach und nach das Mehl, das Backpulver und das Salz unter den Teig und vermixen Sie alles gründlich, bis ein glatter Teig entsteht.

4 Fetten Sie eine Springform (etwa 26 cm Durchmesser) ein, bestreuen Sie diese mit Semmelbröseln, gießen Sie den Teig hinein und lassen Sie den Kuchen etwa 45 Minuten backen.

5 Herausholen, gut abkühlen lassen, den Kuchen mit dem Topping bestreichen und für etwa 1 Stunde in den Kühlschrank stellen.

Tipp: Wenn Sie mögen, können Sie auf die Creme noch geraspelte Möhren und Nüsse streuen.

ZIMTSTERNE

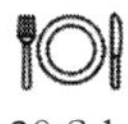
20 Stk.

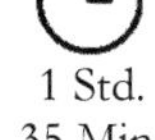
1 Std.
35 Min.

Leicht

Zutaten

100 g gemahlene Mandeln
80 g gemahlene Haselnüsse
90 g Zucker
1 Päckchen Vanillezucker
1 EL Zimt
100 ml Aquafaba
Puderzucker +
3 EL Aquafaba

Nährwerte p. P.

38 kcal
5 g Kohlenhydrate
1 g Eiweiß
1 g Fett

1 Schlagen Sie das Aquafaba mit einem Handrührgerät auf höchster Stufe und geben Sie nach und nach Zucker und Vanillezucker dazu. Heben Sie die gemahlenen Mandeln, die gemahlenen Haselnüsse und den Zimt unter die Masse und verrühren Sie alles gründlich. Eine Kugel aus dem Teig formen, diese in Frischhaltefolie wickeln und für 1 Stunde in den Kühlschrank stellen.

2 Backofen auf 150 °C Umluft vorheizen.

3 Rollen Sie die Teigmasse mit einem Nudelholz aus. Damit der Teig nicht daran kleben bleibt, lassen Sie beim Ausrollen die Frischhaltefolie über ihm. Den Teig mit Sternchenausstechern ausstechen und die Sterne auf ein Blech mit Backpapier legen. Die Zimtsterne für 15 Minuten im Ofen backen lassen.

4 Gut abkühlen lassen, Puderzucker mit Aquafaba vermengen und als Zuckerguss auf die Zimtsterne streichen.

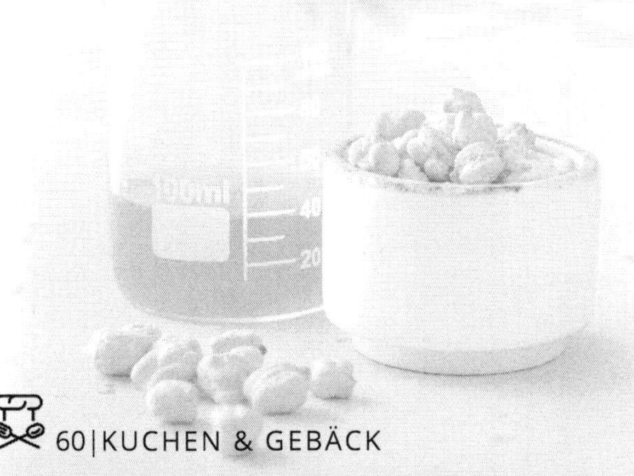

BANANEN-MUFFINS MIT KICHERERBSEN-FROSTING

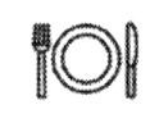
12 Port.

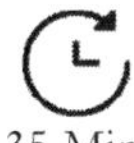
35 Min.

Mittel

Zutaten

90 g gemahlene Haferflocken
90 g veganes Proteinpulver (z. B. Vanille- oder Bananengeschmack)
1 ½ TL Backpulver
½ TL Natron
1 Handvoll gehackte Walnüsse
60 g Zucker
60 ml Sojamilch
120 g Apfelmus
3 zerdrückte Bananen

Für das Frosting:
1 Dose Kichererbsen (nur das Aquafaba verwenden)
6 EL Ahornsirup

Nährwerte p. P.

115 kcal
28 g Kohlenhydrate
9 g Eiweiß
3 g Fett

1 Heizen Sie den Backofen auf 180 °C Ober-/Unterhitze vor und fetten Sie ein 12-Muffinblech mit Öl ein.

2 Vermengen Sie alle trockenen Zutaten in einer Schüssel und heben Sie die gehackten Walnüsse unter. In einer separaten Schüssel Bananen, Sojamilch und Apfelmus pürieren. Gießen Sie die Masse nach und nach zu der Mischung aus den trockenen Zutaten. Alles gut verrühren, bis ein glatter Teig entsteht.

3 Den Teig in die Muffinformen füllen und etwa 15 Minuten im Ofen backen. Testen Sie vorher mit einem Stäbchen, ob die Muffins schon fertig sind. Währenddessen das Frosting zubereiten. Dafür das Aquafaba und den Ahornsirup in einer Schüssel mit einem Handrührgerät auf höchster Stufe aufschlagen.

4 Muffins herausholen, gut abkühlen lassen und mit dem Frosting bestreichen.

BROWNIES

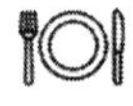
25 Port.

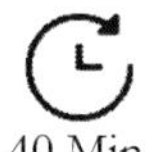
40 Min.

Leicht

Zutaten

200 g Mehl
1 TL Backpulver
200 g gemahlene Walnüsse
200 g gemahlene Haselnüsse
150 g Zucker
50 ml Kokosöl
150 ml Aquafaba
300 g vegane Schokolade (am besten Zartbitter)
Mark einer Vanilleschote
1 Prise Salz

Nährwerte p. P.

136 kcal
15 g Kohlenhydrate
2 g Eiweiß
7 g Fett

1 Schlagen Sie Aquafaba, Zucker, Vanillemark und Salz mit einem Handrührgerät schaumig (sollte nicht steif geschlagen werden).

2 Backofen auf 180 °C Ober-/Unterhitze vorheizen und ein Blech mit Backpapier bereitstellen.

3 Kokosöl mit Schokolade im Wasserbad schmelzen und kurz abkühlen lassen. Flüssige Schokolade zu der Aquafaba-Masse geben. Nach und nach Mehl, Backpulver und gemahlene Nüsse dazugeben und zu einem glatten Teig verrühren.

4 Teig auf das Blech streichen und etwa 25 Minuten im Ofen auf der mittleren Schiene backen lassen. Herausholen, abkühlen lassen und in etwa 25 Stücke schneiden.

ZITRONEN-DONUTS

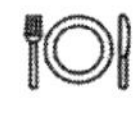 12 Port.

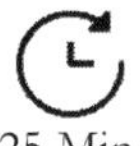 25 Min.

 Leicht

Zutaten

375 g Vollkornmehl
½ TL Backpulver
120 g Rohrzucker
2 TL Zitronenabrieb
200 ml Aquafaba
50 ml Orangensaft
2 - 3 EL Sonnenblumenöl für die Form

Für die Glasur:
Zitronensaft
Puderzucker

Nährwerte p. P.

201 kcal
35 g Kohlenhydrate
5 g Eiweiß
4 g Fett

1 Heizen Sie den Ofen auf 200 °C Ober-/Unterhitze vor.

2 Geben Sie alle trockenen Zutaten in eine Rührschüssel und alle feuchten Zutaten in eine separate Schüssel. Alles gut umrühren und die feuchten Zutaten nach und nach zu den trockenen Zutaten geben.

3 Streichen Sie Öl in die Donutform und gießen Sie den Teig hinein. Die Donuts etwa 15 Minuten im Ofen backen. Herausholen und gut abkühlen lassen.

4 Zitronensaft mit Puderzucker vermengen und als Zuckerguss über die Donuts streichen.

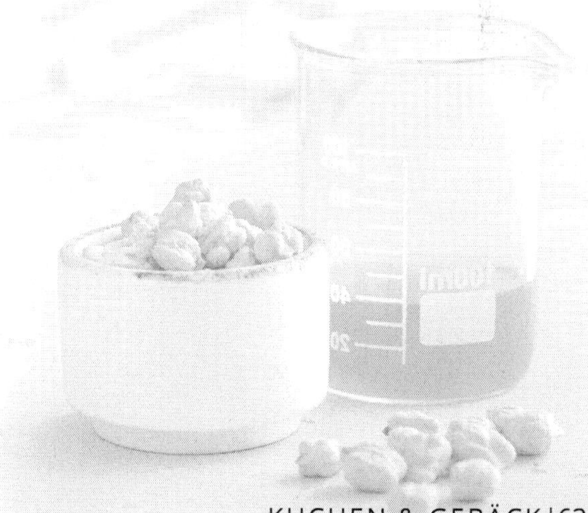

ENGELSKUCHEN

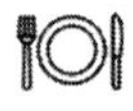 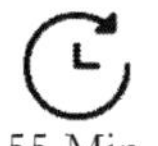 

12 Port. 55 Min. Leicht

Zutaten

100 g Mehl
220 g Puderzucker
80 g Speisestärke
1 TL Backpulver
200 ml Aquafaba
1 EL Zitronensaft

Nährwerte p. P.

142 kcal
32 g Kohlenhydrate
2 g Eiweiß
0 g Fett

1 Heizen Sie den Ofen auf 190 °C Ober-/Unterhitze vor.

2 Schlagen Sie das Aquafaba in einer Rührschüssel mit einem Handrührgerät auf, fügen Sie Zitronensaft und Backpulver hinzu und schlagen Sie das Ganze weiter auf.

3 Sieben Sie den Puderzucker dazu und verrühren Sie die Masse mit einem Schneebesen. Mehl und Stärke ebenfalls hineinsieben und alles gut vermengen.

4 Den Teig sofort in die Form füllen und im Ofen für 40 Minuten backen lassen. Machen Sie die Stäbchenprobe, bevor Sie den Kuchen herausholen, und lassen Sie ihn gut abkühlen.

RHABARBERKUCHEN

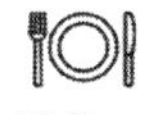
15 Port.

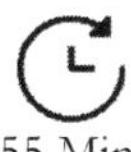
55 Min.

Mittel

Zutaten

800 g Rhabarber, in Stücke geschnitten
300 g Dinkelmehl
1 Päckchen Backpulver
150 g Kokosjoghurt
3 EL Rohrzucker
6 EL Apfelmark

Für die Glasur:
100 g Rohrzucker
3 EL Mehl
90 ml Aquafaba
1 EL Zitronensaft

Nährwerte p. P.

129 kcal
26 g Kohlenhydrate
3 g Eiweiß
0 g Fett

1 Heizen Sie den Backofen auf 175 °C Umluft vor.

2 Verrühren Sie alle Zutaten für den Teig (bis auf die Rhabarber-Stücke) zu einer glatten Masse und verteilen Sie diese auf ein Blech mit Backpapier. Streuen Sie die Rhabarber-Stücke darüber und backen Sie den Kuchen für 25 Minuten.

3 Bereiten Sie 10 Minuten, bevor der Kuchen fertig ist, die Glasur vor. Dafür alle Zutaten (außer das Mehl) in einer Rührschüssel aufschlagen, bis die Masse steif wird, dann das Mehl unterheben.

4 Die Glasur auf den Kuchen verteilen, den Ofen auf 90 °C herunterstellen und den Kuchen nochmals für 10 Minuten backen, bis die Glasur bräunlich geworden ist.

5 Herausholen, abkühlen lassen und in etwa 15 Stücke schneiden.

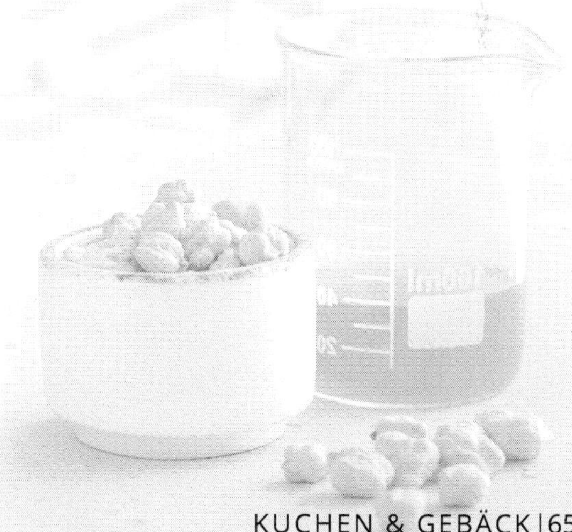

ENERGY-MANDEL-COOKIES

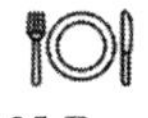
25 Port.

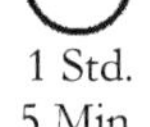
1 Std. 5 Min.

Leicht

Zutaten

1 Dose Kichererbsen +
3 EL Aquafaba
150 g gemahlene Mandeln
125 g Rohrzucker
3 EL Ahornsirup
2 EL Zitronensaft +
1 TL Abrieb
1 EL Vanillemark
1 TL Espressopulver
3 EL Speisestärke
1 Leinsamenei
(1 EL Leinsamen mit
4 EL Wasser verrühren)

Nährwerte p. P.

88 kcal
10 g Kohlenhydrate
2 g Eiweiß
4 g Fett

1 Alle Zutaten (außer das Leinsamenei) in einem Standmixer zu einem cremigen Teig pürieren, das Leinsamenei unterheben, gründlich verrühren und den Teig zu einer Kugel formen. Die Teigkugel in Frischhaltefolie einwickeln und für 30 Minuten im Kühlschrank ruhen lassen.

2 Heizen Sie den Backofen auf 210 °C Ober-/Unterhitze vor.

3 Den Keksteig ausrollen, die Plätzchen mit einer beliebigen Form ausstechen und auf ein Blech mit Backpapier legen. Schieben Sie das Blech für 15 Minuten in den Ofen.

CLASSIC MARMORKUCHEN

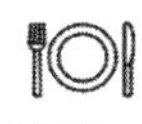

15 Port. | 1 Std. 10 Min. | Leicht

Zutaten

500 g Mehl
250 g Zucker
200 g Rapsöl
2 Päckchen Vanille-zucker
1 Päckchen Backpulver
100 g vegane Butter
120 ml Aquafaba
60 ml Sojamilch
1 - 2 EL Kakao
1 Prise Salz

Nährwerte p. P.

365 kcal
43 g Kohlenhydrate
2 g Eiweiß
19 g Fett

1 Heizen Sie den Ofen auf 175 °C Ober-/Unterhitze vor und fetten Sie eine Kuchenform ein.

2 Rühren Sie Butter und Zucker in einer Schüssel zu einer cremigen Masse und geben Sie Öl, Vanillezucker, Backpulver, Salz und Aquafaba dazu. Alles gründlich verrühren, nach und nach das Mehl dazugeben und die Sojamilch unterrühren.

3 Verteilen Sie etwa ⅔ des Teigs in der Form und vermengen Sie das andere Drittel mit Kakaopulver. Den dunklen Teig über den hellen Teig gießen und mit einer Gabel vermischen.

4 Backen Sie den Kuchen für 55 Minuten im Ofen und machen Sie vor dem Herausholen die Stäbchenprobe.

Tipp: Wenn Sie mögen, können Sie den Marmorkuchen noch mit Puderzucker bestreuen oder mit einer Glasur bestreichen.

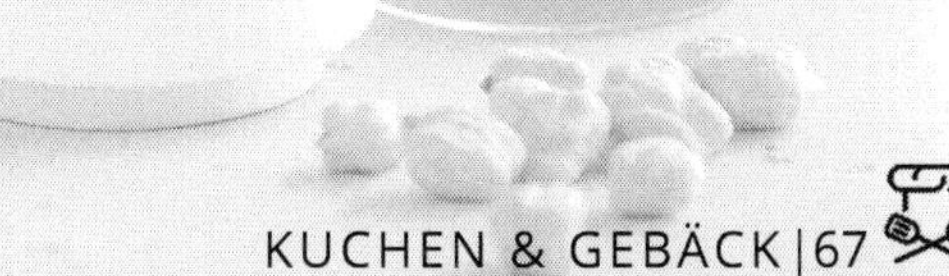

WEINTRAUBEN-CREME-TÖRTCHEN

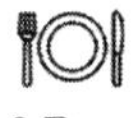
8 Port.

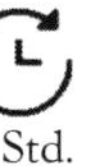
4 Std.
20 Min.

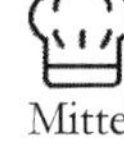
Mittel

Zutaten

Für den Boden:
8 Speiseringe (Durchmesser 8 cm)
150 g gehackte Cashewkerne
150 g gehackte Mandeln
2 EL vegane Butter
2 EL Zucker
1 Prise Salz

Für die Joghurt-Creme-Masse:
500 g Sojajoghurt
500 g Weintrauben (kernlos)
50 g Puderzucker
½ TL Backpulver
1 TL Agar-Agar
80 ml Aquafaba
1 EL Limettensaft
2 EL gehackte Zitronenmelisse
2 EL gehackte Minze

Nährwerte p. P.

377 kcal
30 g Kohlenhydrate
10 g Eiweiß
23 g Fett

1 Rösten Sie die gehackten Nüsse in einer Pfanne ohne Fett, fetten Sie die Speiseringe mit der Butter ein und legen Sie diese auf ein Backpapier.

2 Geben Sie Zucker und Salz mit in die Pfanne. So lange rühren, bis alles geschmolzen ist, und die Masse mit einem Löffel in den Speiseringen verteilen.

3 Weintrauben halbieren und zusammen mit der Minze und der Zitronenmelisse in einer Schüssel vermengen.

4 Aquafaba, Backpulver und Limettensaft in einer hohen Rührschüssel mit einem Handrührgerät aufschlagen, bis die Masse steif ist. Nach und nach Puderzucker unterrühren und weiter steif schlagen.

5 Kochen Sie 100 g Joghurt mit Agar-Agar auf, diese Mischung stetig umrühren und 1 Minute köcheln lassen. Rühren Sie die Agar-Agar-Masse unter den restlichen Joghurt und geben Sie auch die Aquafaba-Masse und etwa 300 g Weintrauben hinzu. Verteilen Sie die Creme in den Speiseringen und toppen Sie sie mit den restlichen Weintrauben sowie mit etwas Minze und Zitronenmelisse.

6 Lassen Sie das Dessert für 2 – 4 Stunden im Kühlschrank fest werden.

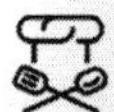

Eis & Dessert

MARSHMALLOW-HIMBEEREIS

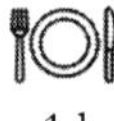
1 l

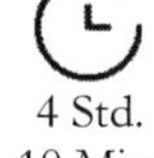
4 Std. 10 Min.

Leicht

Zutaten

250 ml Aquafaba
200 g Zucker
250 g gefrorene Himbeeren
1 Handvoll vegane Marshmallows (in kleine Stücke geschnitten)
1 TL Zitronensaft

Nährwerte p. P.

236 kcal
50 g Kohlenhydrate
3 g Eiweiß
1 g Fett

1 Aquafaba mit einem Handrührgerät schaumig schlagen und nach und nach Zucker und Zitronensaft dazugeben. So lange weiter schlagen, bis die Masse fest geworden ist.

2 Füllen Sie die Masse in eine Gefrierdose und stellen Sie diese für 2 Stunden ins Gefrierfach.

3 Himbeeren pürieren, zusammen mit den Marshmallow-Stücken unter die Masse heben und nochmals für mindestens 2 Stunden ins Gefrierfach stellen.

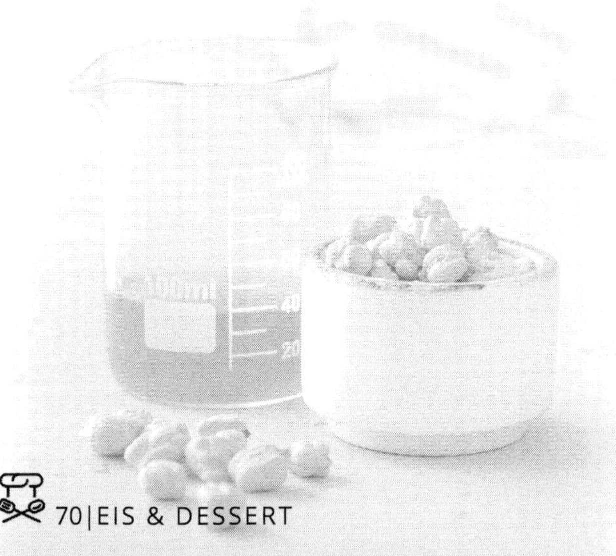

STRACCIATELLA-EIS

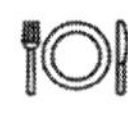
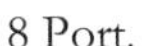

8 Port. | 8 Std. 20 Min. | Leicht

Zutaten

120 ml Aquafaba
2 EL Puderzucker
100 g vegane weiße Schokolade
100 g vegane Zartbitterschokolade
50 g Kokosjoghurt
1 TL Kokosöl
1 TL Vanilleextrakt

Nährwerte p. P.

152 kcal
19 g Kohlenhydrate
3 g Eiweiß
7 g Fett

1 Weiße Schokolade mit Kokosöl im Wasserbad schmelzen lassen.

2 Schlagen Sie das Aquafaba in einer Schüssel mit einem Handrührgerät auf höchster Stufe auf, bis sich das Volumen vergrößert hat. Puderzucker nach und nach dazugeben. Weiße Schokolade, Vanilleextrakt und Kokosjoghurt untermengen. Gut verrühren, die Masse in eine Gefrierdose gießen und 15 Minuten ins Gefrierfach stellen.

3 Währenddessen die dunkle Schokolade im Wasserbad schmelzen lassen, Gefrierdose aus dem Eisfach holen und die Eismasse mit einem Löffel mit der flüssigen Schokolade beträufeln.

4 Stellen Sie die Gefrierdose vor dem Verzehr für mindestens 8 Stunden in den Kühlschrank.

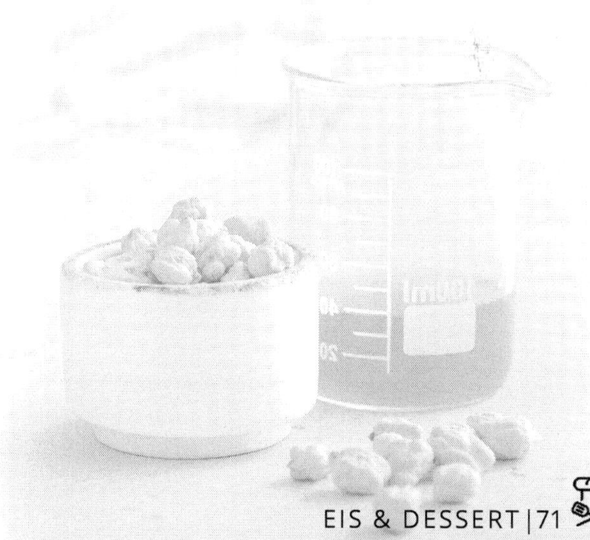

COOKIE-DOUGH-EIS

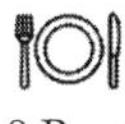
8 Port.

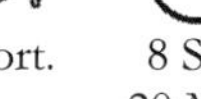
8 Std.
20 Min.

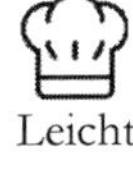
Leicht

Zutaten

Für das Cookie-Dough:
125 g Dinkelmehl
1 EL vegane Butter
2 EL Erdnussbutter
2 EL Rohrzucker
2 EL vegane Schokotropfen
1 Prise Meersalz

Für das Eis:
120 ml Aquafaba
2 EL Puderzucker
2 EL Kakaobutter
100 g vegane weiße Schokolade
½ TL Vanilleextrakt

Nährwerte p. P.

166 kcal
20 g Kohlenhydrate
5 g Eiweiß
8 g Fett

1 Zuerst das Cookie-Dough vorbereiten. Dafür alle Zutaten in einer Schale vermengen und in den Kühlschrank stellen.

2 Für das Eis die Schokolade mit der Kakaobutter im Wasserbad schmelzen lassen.

3 Das Aquafaba mit einem Handrührgerät auf höchster Stufe aufschlagen. Puderzucker, geschmolzene Schokolade und Vanilleextrakt dazugeben und gut verrühren. Die Masse in eine Gefrierdose gießen, das Cookie-Dough in kleine Stücke schneiden und unter die Masse heben.

4 Die Gefrierdose für mindestens 8 Stunden ins Gefrierfach stellen.

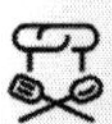

BROMBEER-CREME

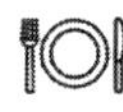

8 Port. | 2 Std. 15 Min. | Leicht

Zutaten

240 ml Aquafaba
150 g Brombeeren
3 EL Zucker

Nährwerte p. P.

61 kcal
11 g Kohlenhydrate
2 g Eiweiß
0 g Fett

1 Brombeeren mit Zucker im Standmixer fein pürieren. Mischen Sie das Aquafaba in einer Schüssel unter die Brombeer-Masse und schlagen Sie diese mit einem Handrührgerät etwa 8 – 10 min auf.

2 Füllen Sie die Creme in 8 Gläser und stellen Sie diese für 2 Stunden in den Kühlschrank.

3 Vor dem Verzehr mit Brombeeren toppen und gekühlt genießen.

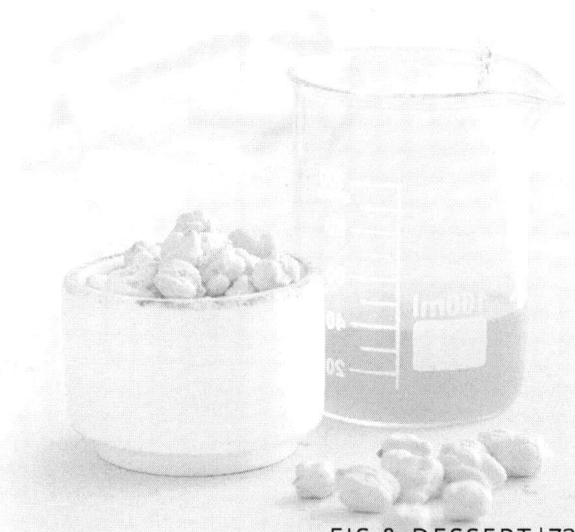

MOUSSE AU CHOCOLAT

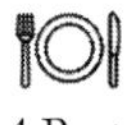
4 Port.

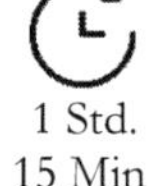
1 Std. 15 Min.

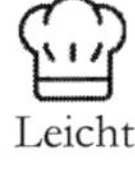
Leicht

Zutaten

120 ml Aquafaba
120 g vegane Zartbitterschokolade
1 Päckchen Sahnesteif

Nährwerte p. P.

201 kcal
22 g Kohlenhydrate
4 g Eiweiß
10 g Fett

1 Die Schokolade in Stücke brechen und in einem Wasserbad schmelzen lassen. Vom Herd nehmen, in eine Schüssel füllen und abkühlen lassen.

2 Das Aquafaba mit einem Handrührgerät aufschlagen, das Sahnesteif hinzugeben und weiter aufschlagen. Heben Sie die Aquafaba-Masse mit einem Teigschaber vorsichtig auf die flüssige, abgekühlte Schokolade.

3 Füllen Sie das Schokoladenmousse in vier Dessertschalen und lassen Sie diese für 1 Stunde im Kühlschrank fest werden.

Tipp: Achten Sie darauf, dass die Schokolade wirklich abgekühlt ist, ansonsten zerfällt die Aquafaba-Masse („Eischnee") wieder.

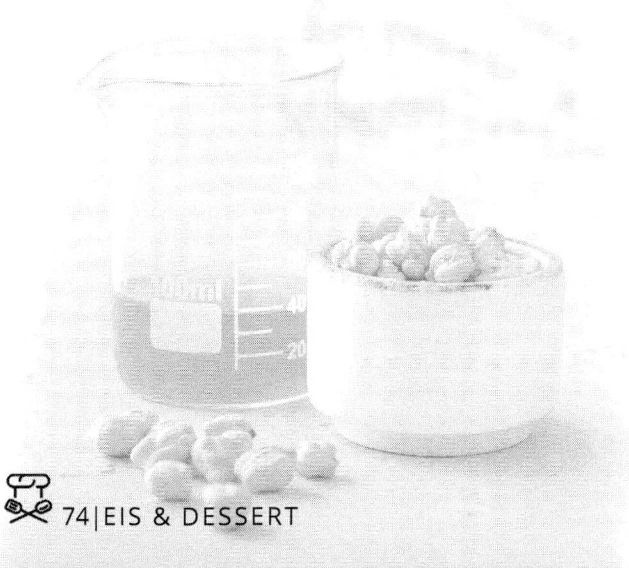

OBST-QUARK MIT CHIASAMEN

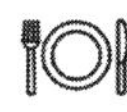
1 Port.

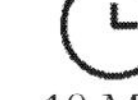
10 Min.

Leicht

Zutaten

250 g veganer Quark
100 ml Aquafaba
2 EL Agavendicksaft
½ Mango, in Würfel geschnitten
2 Nektarinen, in Scheiben geschnitten
1 Handvoll Himbeeren
1 EL Chiasamen
1 EL Granatapfelkerne
Frische Minze

Nährwerte p. P.

380 kcal
52 g Kohlenhydrate
18 g Eiweiß
8 g Fett

1 Schlagen Sie das Aquafaba mit einem Handrührgerät auf. Quark in einer Schale mit dem Agavendicksaft vermengen und das Aquafaba unter den Quark heben.

2 Quark auf einem tiefen Teller mit dem Obst anrichten und mit Minze, Chiasamen und Granatapfelkernen toppen.

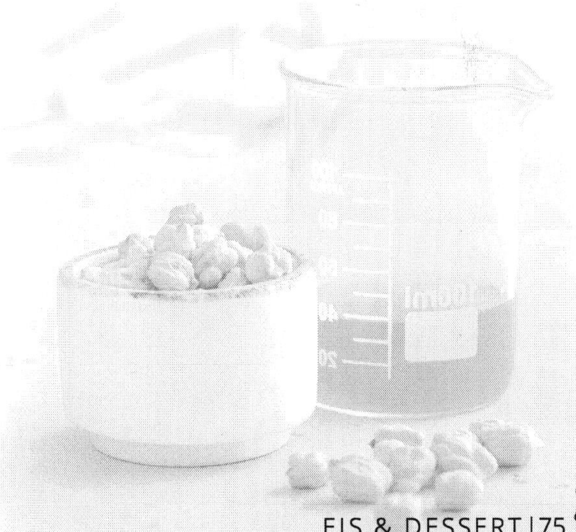

ROTE JOHANNISBEERCREME

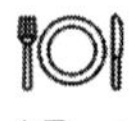
4 Port.

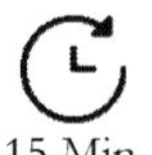
15 Min.

Leicht

Zutaten

150 ml Aquafaba
125 g Johannisbeeren
3 EL Agavendicksaft

Nährwerte p. P.

90 kcal
16 g Kohlenhydrate
3 g Eiweiß
1 g Fett

1 Schlagen Sie das Aquafaba mit einem Handrührgerät auf.

2 Johannisbeeren mit einem Pürierstab pürieren und mit dem Aquafaba vermengen. Mit Agavendicksaft süßen und in Dessertschalen verteilen.

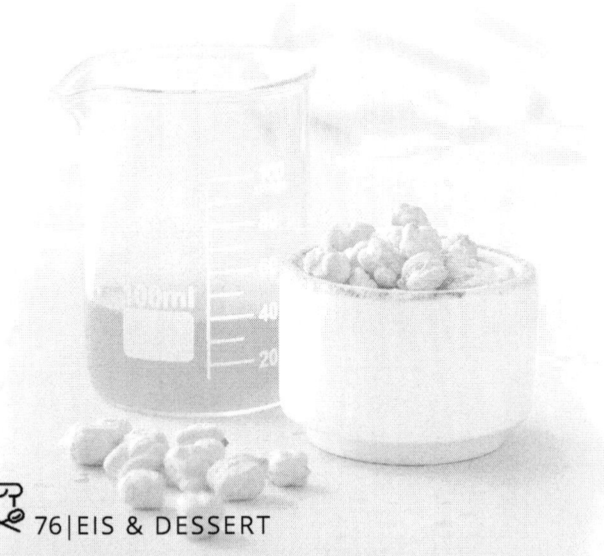

SCHOKOKÜSSE

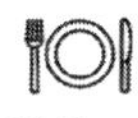
25 Port.

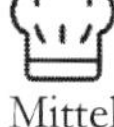
1 Std. 20 Min.

Mittel

Zutaten

Für den Zuckersirup:
2 TL Agar-Agar
200 g Zucker
75 ml Wasser

Für die Füllung:
160 ml Aquafaba
1 Msp. Guarkernmehl
100 g Zucker
1 TL Zitronensaft
300 g Vegane Zartbitterschokolade
Kleine vegane Waffeln/Kekse (für den Boden)

Nährwerte p. P.

150 kcal
23 g Kohlenhydrate
2 g Eiweiß
5 g Fett

1 Bereiten Sie zuerst den Zuckersirup vor. Dafür Agar-Agar, Wasser und Zucker in einem Topf gut verrühren.

2 Aquafaba mit einem Handrührgerät in einer Rührschüssel schaumig schlagen. Nach und nach Zucker und Zitronensaft dazugeben und weiter aufschlagen, bis die Masse fest wird, dann das Guarkernmehl untermengen.

3 Bringen Sie den Zuckersirup zum Kochen. Auf höchster Stufe 3 Minuten köcheln lassen und dann vom Herd nehmen. Zuckersirup zu der Aquafaba-Masse gießen und nochmals alles gut aufschlagen.

4 Die Masse in Spritzbeutel füllen und auf die Keksböden spritzen. Stellen Sie alles für 30 Minuten in den Kühlschrank.

5 Schmelzen Sie die Schokolade im Wasserbad, tauchen Sie jeden Schaumkuss hinein und lassen Sie alle Schaumküsse auf einem Kuchengitter abtropfen.

6 Für weitere 30 Minuten in den Kühlschrank stellen und genießen. Kühl gelagert sind die Schaumküsse etwa eine Woche haltbar.

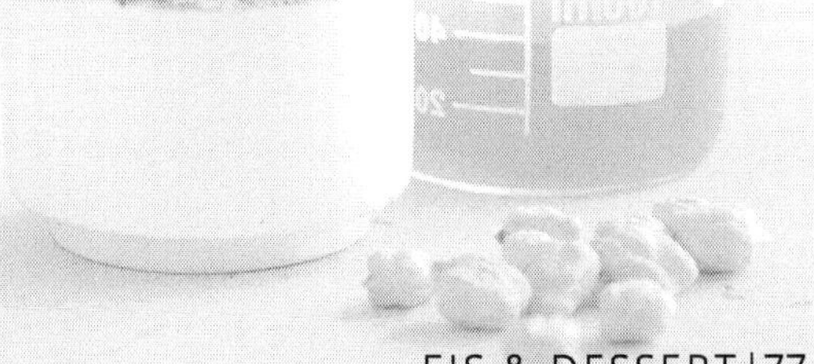

ERDBEER-FROZEN-YOGURT

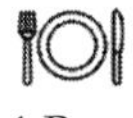 1 Port.
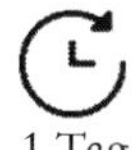 1 Tag
 Leicht

Zutaten

100 ml Aquafaba
300 g Sojajoghurt
300 g Erdbeeren
3 EL Puderzucker
½ TL Backpulver
1 TL Zitronensaft
1 EL Kokosöl

Nährwerte p. P.

242 kcal
36 g Kohlenhydrate
10 g Eiweiß
5 g Fett

1 Schlagen Sie das Aquafaba mit Zitronensaft und Backpulver mit einem Handrührgerät auf. Puderzucker nach und nach dazugeben und nochmals auf höchster Stufe etwa 5 – 8 Minuten aufschlagen.

2 Erdbeeren mit Kokosöl fein pürieren und Joghurt nach und nach untermengen. Aquafaba-Masse dazugießen und alles gründlich verrühren.

3 Geben Sie die Masse in eine Gefrierdose und stellen Sie den Frozen Yogurt für 10 Stunden ins Gefrierfach.

4 Auf Dessertschalen verteilen und mit Toppings nach Wahl verfeinern.

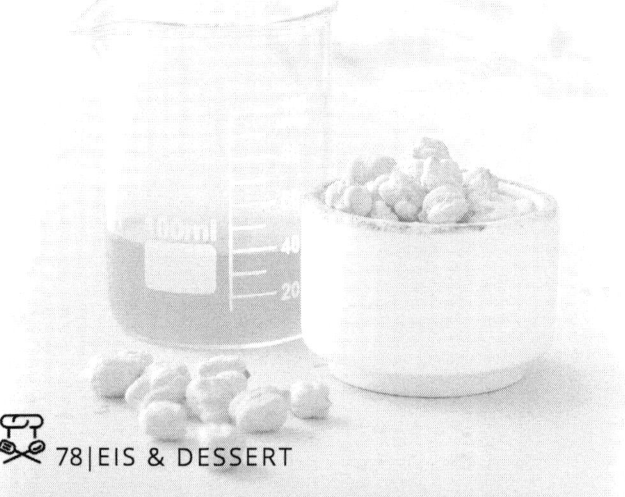

Saucen & Dips

VEGANE AIOLI

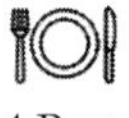
4 Port.

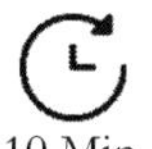
10 Min.

Leicht

Zutaten

120 ml Aquafaba
250 ml Sonnenblumenöl
4 zerdrückte Knoblauchzehen
2 EL heller Balsamicoessig
1 EL Limettensaft
1 TL Senf
1 Prise Salz

Nährwerte p. P.

633 kcal
27 g Kohlenhydrate
8 g Eiweiß
57 g Fett

1 Aquafaba, Limettensaft, Balsamicoessig, Knoblauch und Senf im Standmixer pürieren und nach und nach das Sonnenblumenöl dazugießen. So lange pürieren, bis die Masse cremig ist.

2 Mit Salz abschmecken und in einer kleinen Schale gekühlt zu einem Gericht nach Wahl servieren. Besonders gut schmecken Pommes oder Grillgemüse zur Aioli.

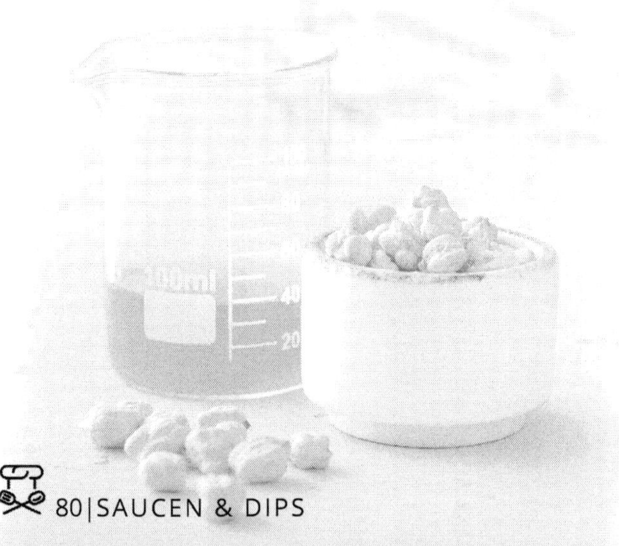

MAYONNAISE

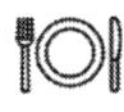
300 ml

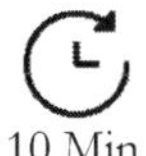
10 Min.

Leicht

Zutaten

250 ml Sonnenblumenöl
60 ml Aquafaba
1 EL Branntweinessig
1 EL Zitronensaft
1 TL Senf
½ TL Meersalz
1 Prise Kala Namak
1 Prise Pfeffer

Nährwerte p. P.

91 kcal
0 g Kohlenhydrate
0 g Eiweiß
10 g Fett

1 Pürieren Sie Aquafaba, Essig, Zitronensaft, Senf, Salz, Kala Namak und Pfeffer in einem Standmixer. Nach und nach das Sonnenblumenöl dazugießen und weiter pürieren, bis eine dickliche Masse entsteht.

2 Falls die Masse zu flüssig sein sollte, mehr Öl hinzufügen. Die Mayonnaise hält etwa 1 – 2 Wochen im Kühlschrank.

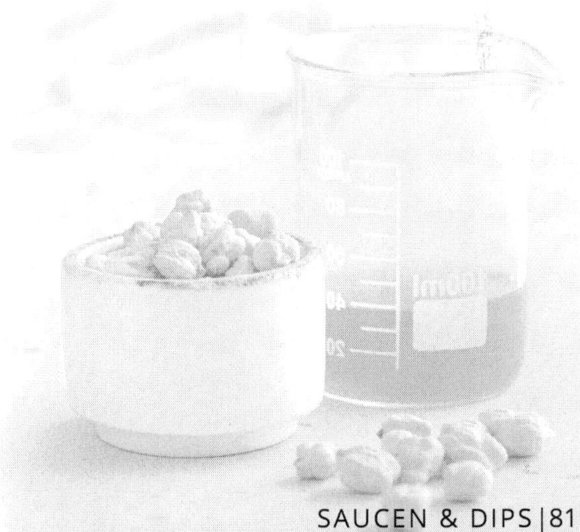

VEGANE BUTTER

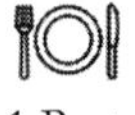 1 Port. 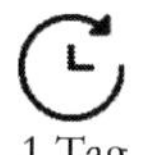 1 Tag  Leicht

Zutaten

45 ml gekühltes Aquafaba
70 ml Kokosöl
20 ml Olivenöl
½ TL Apfelessig
½ TL Meersalz

Nährwerte p. P.

32 kcal
0 g Kohlenhydrate
0 g Eiweiß
3 g Fett

1 Kokosöl und Olivenöl in einer kleinen Schale vermengen.

2 Aquafaba, Apfelessig und Salz mit einem Handrührgerät aufschlagen. Geben Sie nach und nach die Öl-Mischung dazu, bis eine Konsistenz erreicht ist, die Ähnlichkeit mit Mayonnaise hat.

3 Die Masse in ein kleines Gefäß geben, über Nacht in den Kühlschrank stellen und am nächsten Morgen genießen.

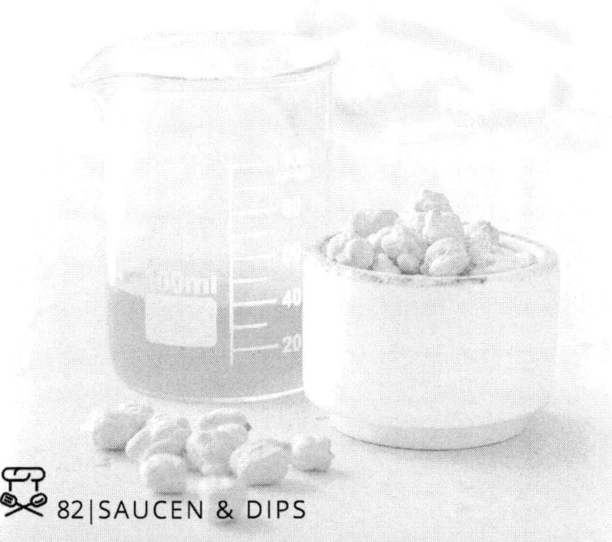

VEGANE „KÄSESOßE“

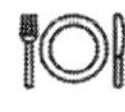
8 Port.

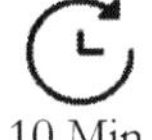
10 Min.

Leicht

Zutaten

2 Dosen Kichererbsen
50 ml Aquafaba
250 ml Gemüsebrühe
5 EL Hefeflocken
2 EL Zitronensaft
2 EL weiße Misopaste
1 TL Knoblauchpulver
1 TL Zwiebelpulver
½ TL Kurkuma
2 Prisen Meersalz

Nährwerte p. P.

103 kcal
10 g Kohlenhydrate
3 g Eiweiß
6 g Fett

1 Füllen Sie die gesamten Zutaten in einen Standmixer und mixen Sie alles für etwa 30 Sekunden. Bei Bedarf noch mehr Aquafaba dazugeben.

2 Kochen Sie die Soße für 2 – 3 Minuten bei mittlerer Hitze und servieren Sie diese mit einem Gericht nach Wahl.

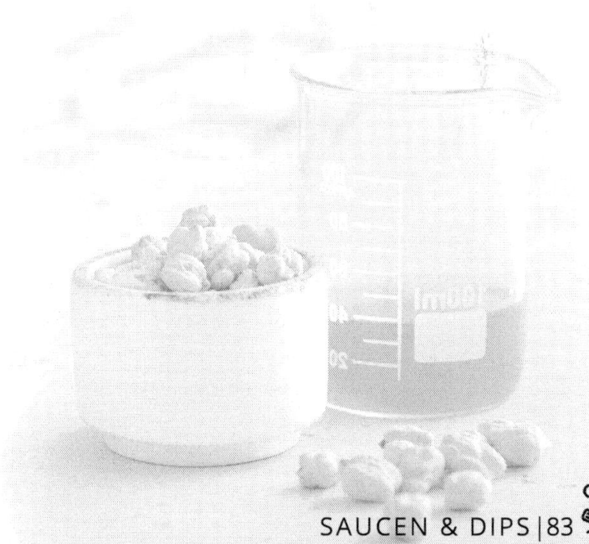

BASILIKUM-PESTO

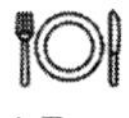
1 Port.

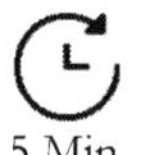
5 Min.

Leicht

Zutaten

90 ml Aquafaba
1 Bund grob gehackte Petersilie
1 Bund grob gehacktes Basilikum
3 gepresste Knoblauchzehen
3 EL veganer Parmesan
3 EL Pinienkerne
1 Spritzer Zitronensaft
Salz, Pfeffer

Nährwerte p. P.

52 kcal
1 g Kohlenhydrate
1 g Eiweiß
6 g Fett

1 Petersilie, Basilikum, Parmesan, Knoblauch und Pinienkerne in einen Standmixer geben und fein pürieren. Nach und nach das Aquafaba und einen Spritzer Zitronensaft dazugeben. Nochmals kräftig pürieren.

2 Schmecken Sie das Pesto mit Salz und Pfeffer ab und füllen Sie es in ein verschließbares Glasgefäß. Im Kühlschrank ist das Pesto 3 – 4 Tage haltbar.

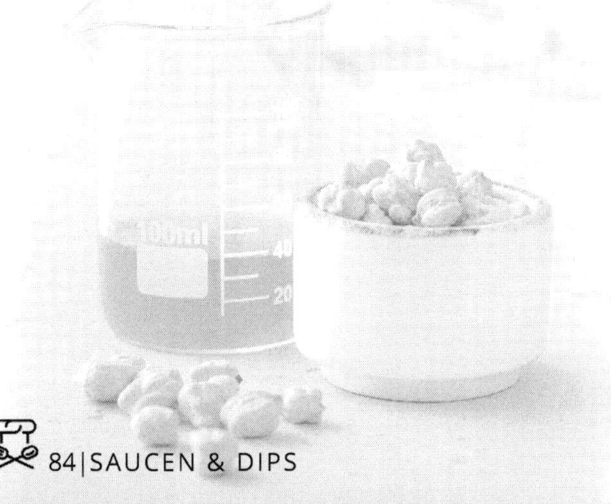

RUCOLA-DIP

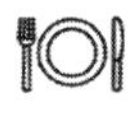
1 Port.

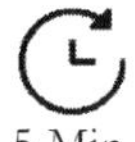
5 Min.

Leicht

Zutaten

3 Handvoll Rucola
1 Dose Kichererbsen
50 ml Aquafaba
1 gepresste Knoblauchzehe
2 EL Olivenöl

Nährwerte p. P.

74 kcal
7 g Kohlenhydrate
3 g Eiweiß
4 g Fett

1 Alle Zutaten in einem Standmixer pürieren. Geben Sie bei Bedarf noch mehr Aquafaba dazu.

2 Füllen Sie den Dip in ein Glas. Am besten sofort genießen.

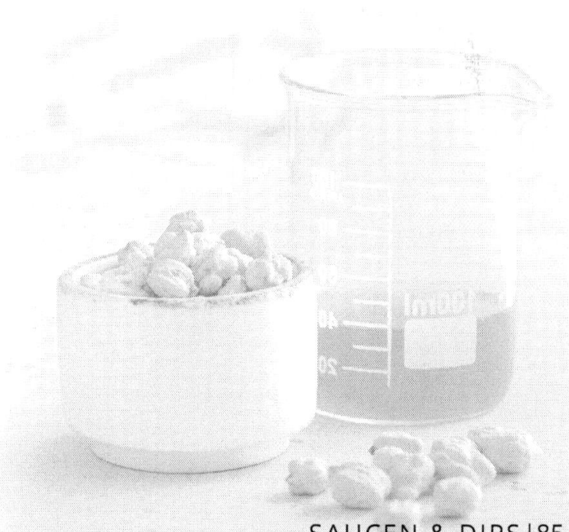

REMOULADE MIT ALGEN

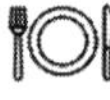
2 - 3 Port.

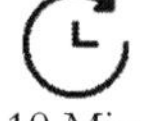
10 Min.

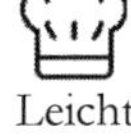
Leicht

Zutaten

6 EL Aquafaba
1 EL getrocknete Algen
1 EL Senf
150 ml Rapsöl
1 EL heller Balsamico-essig
2 EL Ahornsirup
1 Bund fein gehackte Petersilie
Salz, Pfeffer

Nährwerte p. P.

532 kcal
19 g Kohlenhydrate
2 g Eiweiß
50 g Fett

1 Alle Zutaten (außer das Öl und die Kräuter/Algen) in einer Schüssel aufschlagen, bis eine feste Masse entsteht. Gießen Sie das Öl nach und nach dazu und mengen Sie die Kräuter und die Algen unter die Masse.

2 Die Remoulade in eine Schale füllen und mit Crackern, Essiggurken oder einem Snack nach Wahl servieren.

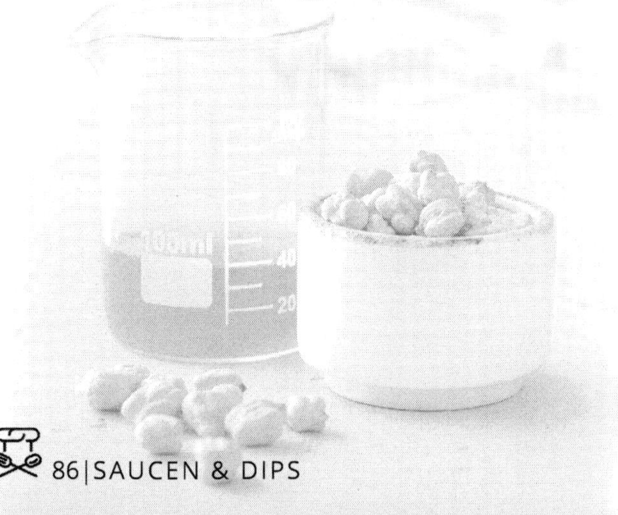

VEGANE HOLLANDAISE

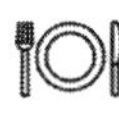
1 - 2 Port.

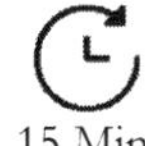
15 Min.

Leicht

Zutaten

160 ml Aquafaba
100 ml Gemüsebrühe
250 g vegane Butter
2 EL Kichererbsenmehl
1 TL Kala Namak
1 EL Apfelessig
1 EL Zitronensaft

Nährwerte p. P.

319 kcal
4 g Kohlenhydrate
4 g Eiweiß
41 g Fett

1 Alle Zutaten in einen Topf geben, mit einem Pürierstab pürieren und kurz aufkochen lassen.

2 Schlagen Sie die Soße vor dem Servieren nochmals mit einem Handrührgerät auf.

3 Die Hollandaise zu Spargel oder einem anderen Gericht nach Wahl anrichten.

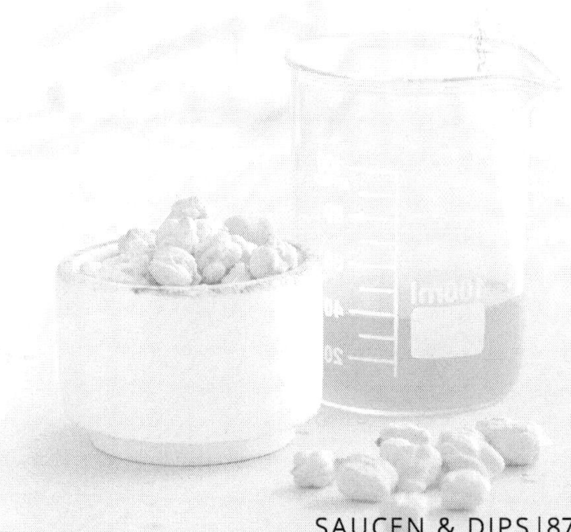

Getränke

GIN SOUR

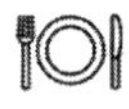
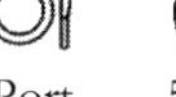
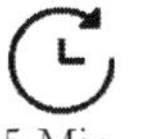

1 Port. 5 Min. Leicht

Zutaten

2 cl Aquafaba
2 cl Gin
3 cl frischer Zitronensaft
½ cl Ahornsirup
1 EL Crushed Ice

Nährwerte p. P.

101 kcal
12 g Kohlenhydrate
1 g Eiweiß
0 g Fett

1 Geben Sie alle Zutaten in einen Cocktailshaker und schütteln Sie alles gut durch.

2 Den Cocktail durch ein Sieb abseihen, damit keine Eiswürfelreste und Fruchtstückchen im Getränk verbleiben, und in ein Cocktailglas füllen.

Tipp: Wenn Sie keinen Shaker besitzen, können Sie auch ein Glas mit Schraubverschluss verwenden.

Info: Bei Cocktails wird die Mengenangabe in cl gemessen: 1 cl = 10 ml.

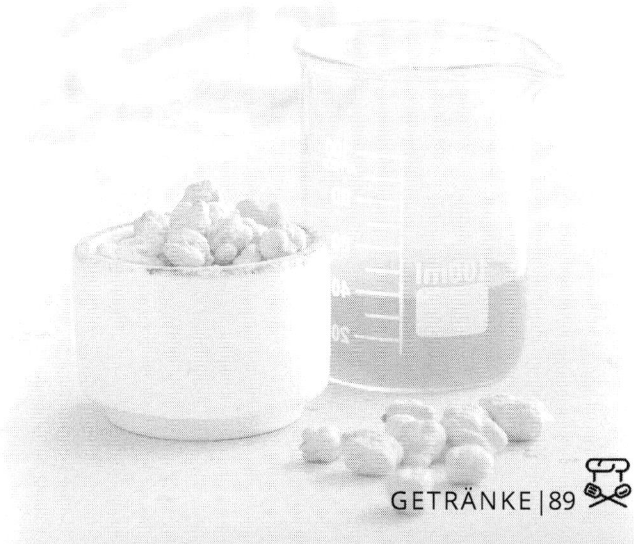

DALGONA-KAFFEE

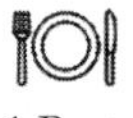
1 Port.

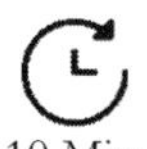
10 Min.

Leicht

Zutaten

1 EL Instantkaffeepulver
80 ml Hafermilch
1 EL Zucker
1 EL kochendes Wasser
½ EL Aquafaba
1 TL Kakaopulver
3 - 4 Eiswürfel

Nährwerte p. P.

102 kcal
18 g Kohlenhydrate
3 g Eiweiß
2 g Fett

1 Vermengen Sie in einer hohen Rührschüssel Kaffeepulver, Zucker und das kochende Wasser mit einem Handrührgerät. Der Zucker sollte sich komplett auflösen. Geben Sie das Aquafaba dazu und schlagen Sie das Ganze für etwa 3 Minuten auf, bis die Masse schaumig wird.

2 Die Eiswürfel in ein hohes Glas füllen, Hafermilch hineingießen und den Dalgona-Kaffee dazugießen. Mit Kakaopulver verfeinern und genießen.

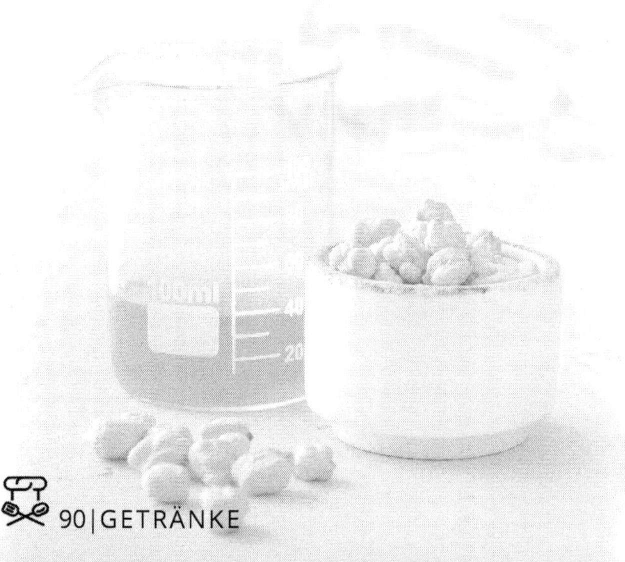

SÜßER TEQUILA-COCKTAIL

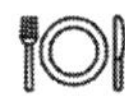
1 Port.

5 Min.

Leicht

Zutaten

3 cl Tequila
3 cl Aquafaba
1,5 cl Limettensaft
1,5 cl Ananassaft
1,5 cl Himbeersirup
3 Tropfen Angosturabitter
Crushed Ice

Nährwerte p. P.

207 kcal
28 g Kohlenhydrate
1 g Eiweiß
0 g Fett

1 Alle Zutaten in einem Shaker kräftig schütteln.

2 Seihen Sie das Getränk in ein Cocktailglas ab.

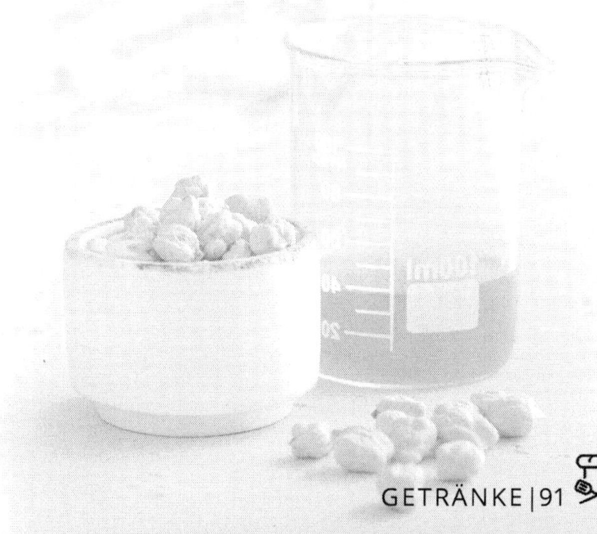

CREMIGE HEIẞE SCHOKOLADE

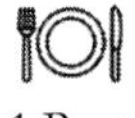 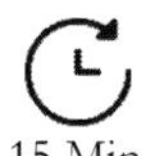 

1 Port. 15 Min. Leicht

Zutaten

200 ml Mandelmilch
1 EL Kakaopulver
125 ml Aquafaba
1 EL Chai-Gewürze
1 Zimtstange
1 TL Vanilleextrakt

Nährwerte p. P.

99 kcal
16 g Kohlenhydrate
4 g Eiweiß
1 g Fett

1 Mandelmilch, Kakaopulver und Chai-Gewürze in einem Topf erhitzen. Währenddessen das Aquafaba für etwa 5 Minuten aufschlagen, bis es schaumig wird. Vanilleextrakt dazugeben.

2 Füllen Sie den warmen Mandelmilch-Kakao in eine große Tasse, geben Sie die Aquafaba-Masse in einen Spritzbeutel und spritzen Sie eine Haube auf die heiße Schokolade.

3 Das Getränk mit einer Zimtstange garnieren und sofort genießen. Wenn Sie mögen, können Sie noch Kakaopulver darüberstreuen.

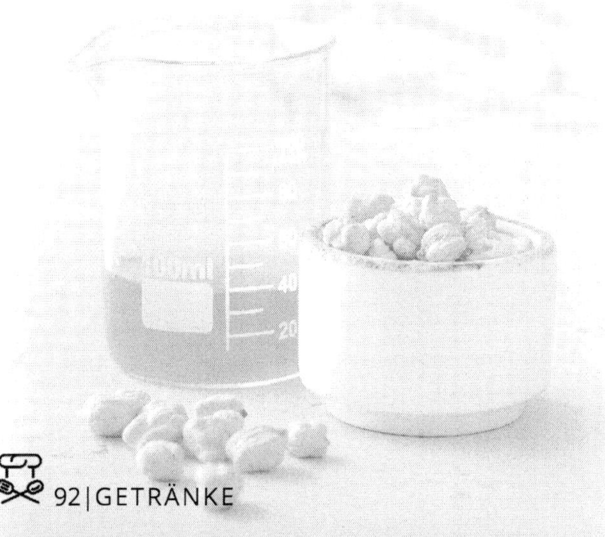

BLUE COCKTAIL

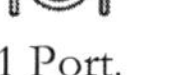
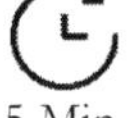

1 Port. 5 Min. Leicht

Zutaten

3 cl Gin
4 cl Blue Curacao
2 cl Limettensaft
2 cl Aquafaba
Crushed Ice

Nährwerte p. P.

49 kcal
1 g Kohlenhydrate
0 g Eiweiß
0 g Fett

1 Geben Sie alle Zutaten in einen Shaker und schütteln Sie kräftig durch.

2 Seihen Sie alles in ein Cocktailglas ab. Wenn Sie mögen, können Sie das Getränk noch mit einer Limettenscheibe garnieren.

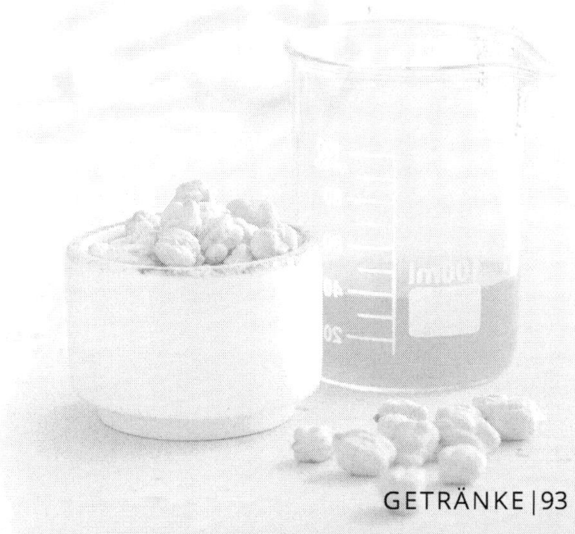